Die Geheimnisse wohlriechender Essenzen

Maggie Tisserand

Die Geheimnisse wohlriechender Essenzen

Bezaubernde Düfte für Schönheit,
Sinnlichkeit, Inspiration und Wohlbefinden
Aromatherapie für Frauen

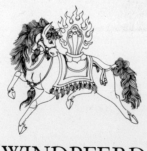

WINDPFERD

Verlagsgesellschaft mbH.

Titel der Originalausgabe *Aromatherapy for women*
Erschienen bei *Thorsons Publishers, Northamptonshire*
Aus dem Englischen übersetzt von Sabine Bourjau

Vierte Auflage 1988
© Windpferd Verlagsgesellschaft mbH, Durach
Alle Rechte vorbehalten
Umschlaggestaltung: Wolfgang Jünemann,
unter Verwendung eines Fotos von
Bruno Lucas Kneer
Zeichnungen: Martina Morlok
Gesamtherstellung: Schneelöwe Verlagsberatung, Durach
ISBN 3-924624-24-0

Printed in Germany

Inhaltsverzeichnis

Einführung	7
Im Alltag	11
Heilmittel bei Frauenleiden	27
Sexualität und Sinnlichkeit	35
Gesundheit und Heilkunst	47
Die Pflege von Haut und Haar	69
Schwangerschaft und Geburt	89
Nach der Geburt	99
Heilmittel bei Kinderkrankheiten	107
Behandlungsmethoden	124

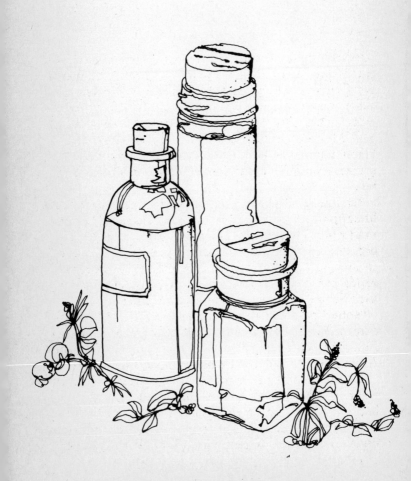

Einführung

Ich habe dieses Buch geschrieben, obgleich es schon eine Reihe ausgezeichneter Schriften über Aromatherapie gibt, weil ich das Thema in einfachen Worten darstellen und den Schwerpunkt auf die praktische Anwendung zuhause legen wollte. Das Buch soll dazu beitragen, kleinere gesundheitliche Störungen selbst in die Hand nehmen zu können, das sinnliche Empfinden zu steigern, und es soll zu aktiver Schönheitspflege anleiten.

Ich bin keine Therapeutin und kann mit keiner Qualifikation aufwarten als der, daß mir seit meiner Heirat mit Robert Tisserand im Jahre 1973 ätherische Öle ständig ‚um die Nase wehen'. Dabei habe ich einen breiten Erfahrungsschatz im Gebrauch von Essenzen gegen gesundheitliche Beschwerden wie auch für meine persönliche Schönheitspflege gewinnen können.

Robert wird von vielen als die führende Autorität auf dem Gebiet der Aromatherapie angesehen, und sein Buch *Aroma-Therapie* wird in der ganzen Welt von Aromatherapeuten und Fachlehrern zu Rate gezogen.

Ich bin immer wieder auf meine eigenen Erfahrungen während Schwangerschaft, Geburt und beim Aufziehen von drei Kindern eingegangen. Auch die deutlich sichtbaren Verbesserungen meiner äußeren Erscheinung und meines allgemeinen Gesundheitszustandes sowie das ‚Feedback' von Freunden und Verwandten, die aus dem Gebrauch ätherischen Öle ihren persönlichen Nutzen ziehen konnten, sind Erfahrungen, die ich heranziehen durfte. Wenn Sie weder schwanger sind noch kleine Kinder haben, werden Sie die Kapitel 6, 7 und 8 weniger interessieren. Dennoch finden Sie mit Sicherheit etwas Neues in diesem Ratgeber, wovon Sie wirklich profitieren können.

In aller Kürze ausgedrückt ist Aromatherapie ‚eine Behandlungsmethode, die Aromen verwendet'. Die aromatischen Substanzen stammen aus dem Pflanzenreich – von Blüten, Bäumen, Kräutern und Büschen. Der Wirkstoffe enthaltende Pflanzenteil (das Holz des Sandelholzbaumes, die Blütenblätter der Rose, die Schale der Zitrone und der Bergamotte, Blätter des Rosmarinstrauches) wird einer Behandlung unterworfen, die als *Destillation* bekannt ist, und die die flüchtigen, aromatischen Substanzen vom Rest der Pflanze zu trennen vermag. Diese Flüssigkeiten (im vorliegenden Buch auch als *Essenzen* bezeichnet) werden *ätherische Öle* genannt. Sie sind hoch konzentriert und sollten nur in verdünntem Zustand auf die Haut aufgetragen werden. Es gibt viele Möglichkeiten, ätherische Öle zu verwenden: man *inhaliert* sie, indem man ein paar Tropfen auf ein Tuch gibt; mit Pflanzenöl vermischt benutzt man sie als *Massageöl*; ein paar Tropfen im Badewasser ergeben ein *aromatisches Kräuterbad;* oder Sie verwenden sie ganz einfach als *Parfum;* vergessen Sie dabei aber niemals, daß die ätherischen Öle sehr stark und konzentriert sind, und daß deshalb kleinste Mengen genügen.

Die Essenzen halten sich, mit Ausnahme der Zitrusöle, sehr lange, sogar jahrelang, ohne ihre therapeutischen Kräfte zu verlieren. Sie sollten allerdings in dunklen Flaschen und vor Sonnenlicht geschützt aufbewahrt werden. Sie haben die Eigenschaften der Pflanze oder Blüte, von der sie stammen, aber den Vorteil, daß sie sich viel bequemer anwenden lassen.

Der Begriff *Aromatherapie* wurde in den Zwanziger Jahren geprägt, um den Gebrauch ätherischer Öle zu therapeutischen Zwecken zu bezeichnen – aber er hätte genauso gut *Essenzentherapie, Kräuterölbehandlung* o.ä. lauten können. Ich sage dies, weil ich vielfach von Menschen angesprochen wurde, die der Begriff ‚Aroma' irritiert hatte, und die sich nun vorstellten, Aromatherapie bedeute lediglich das Inhalieren von aus einer Schale aufsteigenden ätherischen Dämpfen.

Ätherische Öle sind vielseitig verwendbar. Unser Geruchssinn ist jedoch *der* maßgebliche Indikator für aromatherapeutische Wirkkräfte. Wir werden sehen, daß gewisse Essenzen die Kraft haben, depressive Stimmungen zu lockern oder beruhigend auf uns einzuwirken, wenn wir unter Streß stehen.

Mein Wissen auf diesem Gebiet ist die beste Investition (bezüglich Gesundheit und Schönheit), die ich jemals gemacht habe, und ich hoffe, daß ich Ihnen meine Erfahrungen weitergeben kann. Mögen Sie in der Aromatherapie eine wertvolle Hilfe zusätzlich zu anderen Formen alternativer Medizin finden und darüber hinaus eine sehr praktische und ebenso genüßliche Methode, sich wohlzufühlen und schön auszusehen.

Bemerkung: Ich möchte den Leser jedoch davor warnen, schwerwiegende Leiden selbst zu behandeln. Es ist besser, in solchen Fällen die Hilfe eines erfahrenen Aromatherapeuten oder eines anderen Heilkundigen in Anspruch zu nehmen.

Im Alltag

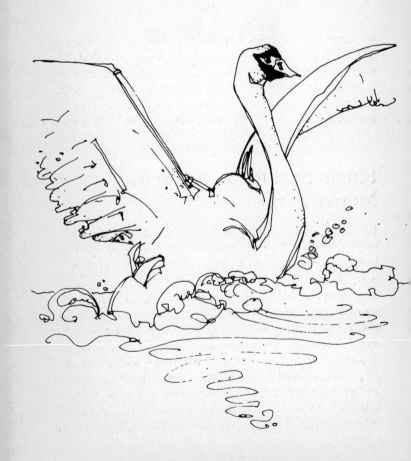

Im Alltag

Im Laufe eines Tages sind wir mit den verschiedensten Situationen konfrontiert, und obgleich einige davon sehr angenehme Erfahrungen sein mögen, werden andere darunter sein, die uns physisch stark fordern oder emotional anspannen. Hier kann uns die Aromatherapie helfen, den Alltag zu bewältigen.

Ein morgendliches Bad zum Munterwerden

Ist vielleicht eines Ihrer Kinder schon drei Nächte hintereinander in Ihr Bett geklettert, um sich dort die restlichen paar Stunden von einer Seite zur anderen zu winden, bis der Wecker Sie schließlich von der nächtlichen Tortur erlöst hat? Oder haben Ihre Nachbarn wieder einmal eine ihrer unüberhörbaren bis zum Morgengrauen dauernden Parties steigen lassen? Oder reißt Sie das Schnarchen Ihres Mannes ständig aus der Welt der Träume? Ist der Morgen da, können Sie nicht mehr ins Bett zurück, weil Arbeit anliegt oder Kinder zur Schule zu bringen sind, aber Sie wissen nicht, wie Sie das alles schaffen sollen. Sie haben dumpfe Kopfschmerzen, fühlen sich lethargisch und gereizt. So erging es mir an dem Morgen, als ich meinen Führerschein machen sollte, denn meine jüngste Tochter war des Nachts wieder in mein Bett gekrochen. Ich brauchte ein starkes Anregungsmittel und nahm deshalb ein **Rosmarinbad.** Das stimuliert das Nervensystem und macht den Kopf sehr schnell wieder klar und frei. Schon nach zehn bis fünfzehn Minuten werden die belebenden Kräfte spürbar, obgleich es keine vorgeschriebene Badezeit gibt, die nicht überschritten werden dürfte. Wie gewöhnlich fühlte ich mich nach dem Rosmarinbad putzmunter und hellwach. Sollte Ihnen nicht einmal die Zeit für ein Bad bleiben, träufeln Sie zwei Tropfen **Rosmarin-** und zwei Tropfen **Muskatellersalbeiöl** in etwas Honigwasser, was bei nervlichen Belastungen beruhigt. Ich kann mich daran erinnern, wie ich mit meinem Prüfer mitten in einem stürmischen Unwetter mit Blitz und Donner über die Landstraße von Oxfordshire gefahren bin – ohne Zittern und Zagen, vollkommen ruhig und zuversichtlich, die Situation und mich selbst absolut unter Kontrolle, und – ich brauche es kaum zu erwähnen – natürlich bestand ich die Fahrprüfung.

Übermüdung

Basilikumöl wirkt anregend und hilft phantastisch, Ihre geistigen Kräfte während eines anstrengenden Tages im Büro oder beim Pauken für eine Prüfung zu regenerieren. Es ist auch für Fernfahrer und generell für jeden ideal, der sich über lange Zeit hin konzentrieren muß und infolgedessen leicht übermüdet ist. Weil das Basilikumöl so stark ist, reicht schon das Einatmen des verströmenden Aromas von einem oder zwei Tropfen auf einem Taschentuch, um wieder munterer zu werden. Über das Fläschchen Basilikumöl im Handschuhfach meines Wagens bin ich schon heilfroh gewesen, wenn ich, dem Einschlafen nahe, auf dem Heimweg stundenlang auf der Autobahn unterwegs war. Mir hilft Basilikum sogar besser als eine Tasse mit schwarzem Kaffee, und es läßt sich leichter einnehmen, weil man nicht erst eine Autobahnraststätte aufsuchen braucht. Ich verwahre ein Fläschchen davon in meiner Schreibtischschublade und schnuppere daran, wenn ich mich in einem geistigen Tief befinde und lieber ins Kino ginge, als an meinem Schreibtisch zu bleiben.

Reisefieber und Übelkeit

Wenn ich mit meinen Kindern auf Reisen gehe, habe ich immer eine Flasche **Pfefferminzöl** und eine mit **Lavendelöl** dabei. Ob wir per Flugzeug, Schiff oder Auto unterwegs sind, meine älteste Tochter verkündet jedesmal mit schönster Regelmäßigkeit, daß ihr schlecht ist. Wenn die Übelkeit kurz nach einer Mahlzeit auftritt, gebe ich ihr das Pfefferminzöl zum Einatmen, denn es wird seiner magenstärkenden Eigenschaften wegen geschätzt. Liegt die Ursache mehr in der Aufregung, der neuen, unbekannten Umgebung, dann gebe ich ihr Lavendel. Das beruhigt und entspannt und ist somit auf Reisen in vielerlei Hinsicht von Nutzen. Bis heute habe ich den Wagen noch niemals anhalten müssen, um die Rücksitze zu säubern.

Kleinen Kindern sollte niemals das ganze Ölfläschchen in die Hand gegeben werden. Sie atmen die Essenzen besser über ein beträufeltes Taschentuch ein.

Symptome der Zeitverschiebung bei Fernflügen

Nach stundenlangem Flug treten oft lang anhaltende Müdigkeit (dazu Schlaflosigkeit), Verstopfung, geschwollende Füße und Fußknöchel, Verwirrung und Depressionen auf. Manche Menschen leiden stärker als andere und müssen sich vielleicht für zwei Tage ins Bett zurückziehen. Andere kommen besser damit zurecht. Aber es scheint unmöglich, die Zeitverschiebung vollkommen unbeachtet zu lassen, da wir unseren Körper zwingen, sehr unnatürliche Bedingungen zu akzeptieren – die hohen Geschwindigkeiten, das Stillsitzen für acht Stunden oder länger und das viele Essen, um die Langeweile zu vertreiben. Wenn wir endlich unseren Bestimmungsort erreicht haben, wird ein Bad mit **Ilang-Ilang** und **Lavendel** für entspannten, erholsamen Schlaf sorgen. Sollten Sie erst kurz vor einer geschäftlichen Besprechung oder einem anderen wichtigen Termin ankommen, nehmen Sie statt eines Nickerchens ein Bad mit Zusätzen von **Rosmarin** und **Zitronengras.** Das wird Sie für den ganzen Tag mit frischer Energie versorgen. Das entspannende, abendliche Bad können Sie immer vor dem Schlafengehen nehmen, und das revitalisierende Erfrischungsbad jeden Morgen, bis sich Ihr Körper den veränderten zeitlichen und klimatischen Umständen angepaßt hat.

Es gibt noch andere Vorsichtsmaßnahmen, um die unangenehmen Begleiterscheinungen einer weiten Flugreise zu umgehen: Alkohol trocknet aus; sein Genuß trägt zu Kopfschmerzen, Verstopfung und geschwollenen Füßen bei. Wenn ich lange im Flugzeug sitze, trinke ich niemals Alkohol oder Kaffee, sondern lieber Mineralwasser mit einem oder zwei Tropfen **Rescue Remedy***. Ich esse auch nur, wenn ich hungrig bin, und nicht jedesmal, wenn ein Imbiß serviert wird.

Start und Landung sind für viele Menschen geradezu ein Trauma, und ich vermute, daß die Angst noch einiges an Verkrampfung, wie auch die Ausschüttung von Adrenalin, den bekannten Flucht- oder Aggressionsreflex, hervorruft. Der Streß, unter dem der Körper hierbei steht, kann ganz enorm werden. Doch selbst dem nervösesten Reisenden wird geholfen sein, wenn er vor Betreten des Flughafens und später wieder, sobald nach dem Start Getränke serviert werden, die Nottropfen in etwas Wasser einnimmt. Oder tragen Sie in einer Ihrer Taschen ein mit **Muskatellersalbei** besprengtes Tuch bei sich. Das wird Ihnen helfen, – und vermutlich auch allen, die in Ihrer Nähe sitzen.

Das Raumklima verbessern

Büros und andere Arbeitsplätze können sehr muffig werden – es sammeln sich die unterschiedlichsten Gerüche: Rasierwasser, Haarspray, Kaffee, Frühstücksbrote, Zigarettenrauch, Chemikalien vom Photokopierer usw. – und dies kann im Laufe des Tages die Konzentrationsfähigkeit schon erheblich herabsetzen. Frische Luft wird dringend gebraucht, und wenn Sie nicht auf ein paar Minuten nach draußen gehen oder die Fenster weit aufsperren können, gibt es immer noch die Möglichkeit, ein paar Tropfen ätherischen Öles zu ver

---

*Die Nottropfen (Rescue Remedy) gehören zur Blütentherapie des engl. Arztes Dr. Edward Bach

sprühen. Leichte **Zitrusöle** wie **Rosenholz, Zitrone, Bergamotte** oder **Melisse** parfümieren nicht nur die Luft, sondern bringen Frische und Klarheit. Und weil alle ätherischen Öle antiseptische Eigenschaften besitzen, werden sie auch in gewissem Umfang vor den zahlreichen in der Luft befindlichen Bakterien schützen.

Jeder, der manchmal völlig lust- und energielos ist, den die kleinste Herausforderung in ein Häuflein Elend verwandeln kann, wird sich mit **Muskatellersalbeiöl** zu neuen Kräften verhelfen. Es ist als euphorisierende Substanz bekannt, und einige meiner Bekannten sind von diesem Duft jedesmal kolossal angeregt. Wenn Sie sich niedergeschlagen fühlen, bringt es Sie auf eine Ebene zurück, wo Sie wieder Herr Ihrer Gefühle sind. Der wohldosierte Gebrauch dieser Essenz hat mir schon oft über bedrückende Erlebnisse und emotionale Traumata hinweggeholfen.

Durchfall nervöser Genese

Ist es Ihnen schon einmal so ergangen, daß Sie gerade kurz vor einer wichtigen Angelegenheit mit Magen- und Verdauungsbeschwerden permanent zum Lokus rennen mußten? Sie wissen, Sie haben nichts Außergewöhnliches gegessen, es müssen ‚die Nerven' sein. Aber was können Sie dagegen tun? **Geranienöl** ist zugleich nervenberuhigend und aufmunternd; italienische Ärzte setzen es gegen Angstzustände ein. Zwei oder drei Tropfen auf etwas braunem Zucker oder in Honigwasser werden in stündlichen Intervallen eingenommen und bringen schon bald etwas Entspannung in Ihr Seelenleben, ob Ihnen nun eine Prüfung bevorsteht, Sie eine neue Arbeitsstelle antreten oder ob Sie Ihre zukünftigen Schwiegereltern zum Abendessen erwarten. **Neroli-Öl** wirkt hier ebenso gut. Am besten gibt man die Essenz in warmes, gesüßtes Wasser, denn so gelangt sie schnell ins Blut und kann ihre heilende Wirkung rasch entfalten.

Muskelkater

Heute üben mehr Frauen als jemals zuvor eine oder mehrere Sportarten aus – sei es nun Aerobic, Tanzen, Judo, Tennis oder etwas anderes. Aber haben Sie es nicht auch schon einmal übertrieben? Jeder Muskel in den Beinen ist zu spüren, und das Treppensteigen wird zu einem Härtetest? Dann empfehle ich eine Massage des betroffenen Körperteils, um ihn zu lockern und andererseits um den Regenerationsprozeß anzuregen, der unsere Muskulatur bei jeder Anstrengung wieder in Leistungsbereitschaft versetzt.

Für Athleten und Berufssportler ist es eine Selbstverständlichkeit, sich nach dem Training massieren zu lassen, aber nur wenige von uns besitzen das Privileg, sich ihren eigenen Physiotherapeuten leisten zu können. Deshalb sollten wir es selbst übernehmen, uns um unseren Körper zu kümmern und ihn zu pflegen. Eine Beinmassage sollte immer in kreisförmigen Bewegungen ausgeführt werden, immer von unten nach oben, niemals in Richtung auf die Füße. Der Schmerz in der Muskulatur wird durch verstärkte Milchsäureproduktion verursacht, und durch eine Massage der betroffenen Muskelgruppe, die sachte beginnt und, soweit erträglich, mit immer stärker werdendem Druck ausgeübt wird, trägt man zur schnelleren Verteilung der Milchsäure bei. Allein schon die Massage wird die Schmerzen lindern, den Gliedern zur gewohnten Geschmeidigkeit zurückverhelfen, aber noch effektiver ist die Behandlung, wenn ätherische Öle hinzugezogen werden. Das folgende Rezept besteht aus einer Komposition, die sich schon bestens bewährt hat.

> **Massageöl bei Muskelkater**
>
> 10 Tropfen Wacholderöl
> 7 Tropfen Lavendelöl
> 8 Tropfen Rosmarinöl

Schmerzende Füße

Unsere Füße müssen unser ganzes Körpergewicht tragen und legen im Laufe des Tages oft kilometerlange Strecken zurück. Zugegebenermaßen würden sie in wollenen Socken und Wanderstiefeln weniger leiden als in hohen Absätzen. Aber wer möchte schon in Bergsteigerkluft durch Straßen oder Einkaufszentren stiefeln? Wenn Sie hören, daß jeder Teil Ihres Körpers auf der Fußsohle seine Reflexzone hat, wird Ihnen klar werden, warum ein vorweihnachtlicher Einkaufsbummel so leicht Kopfschmerzen und schlechte Laune mit sich bringt. Ich denke, es gibt kein Zaubermittel, das man unterwegs einnehmen könnte, aber zuhause kann man sich sehr schnell wieder mit einem Fußbad ‚auf die Beine helfen'. Dazu geben Sie sechs Tropfen **Pfeffer-**

minzöl in eine Schüssel Wasser und massieren Ihre Füße vorsichtig zehn Minuten lang. Das wirkt wahre Wunder. Auch drei bis sechs Tropfen **Lavendel-** oder **Rosmarinöl** tun hier gute Dienste.

Entspannung nach einem anstrengenden Tag

Es gibt vieles, was uns ‚auf die Palme bringen' kann: lange anstrengende Autofahrten, mit kleinen Kindern ‚fertig' werden, im Geschäft ungezählte Kunden bedienen, sich in einen überfüllten Zug quetschen und dergleichen Streßsituationen mehr. In den westlichen Industrienationen hat man schon immer zu Alkohol und Zigaretten gegriffen, wenn man sich entspannen wollte, aber in steigendem Maße übernehmen heute auch Tranquilizer diese Funktion. Sicherer und gesünder wäre ein tägliches Kräuter-Ölbad. Auch wenn Sie lieber duschen, weil es schneller geht und ökonomischer ist, sollten Sie den Wert des Badens als eine therapeutische Maßnahme schätzen lernen und versuchen, wenigstens ein oder zwei Bäder pro Woche zu nehmen. Während Sie die warmen, ätherischen Badeessenzen genießen, tun Sie nichts anderes, als die verströmenden Dämpfe einzuatmen. Ein paar Tropfen Ihres Lieblingsöls (**Neroli, Zitronengras, Geranie** oder vielleicht **Lavendel**) werden die geistigen und körperlichen Anspannungen des Tages glätten und verebben lassen. Natürlich finden die Tagesereignisse als Verspannungen ihren Niederschlag in verkrampfter Nackenmuskulatur, Kopfschmerzen, Gereiztheit und machmal auch Schlaflosigkeit. Zehntausenden werden allwöchentlich Beruhigungsmittel verschrieben, und obwohl die Rezpte als Kurzzeit-Therapie gedacht sind, machen sie so süchtig, daß viele jahrelang nicht mehr ohne diese ‚Drogen' auskommen. Das finde ich sehr bedauernswert. Ich bin sicher, daß auch ich meine Probleme und Kümmernisse zu tragen habe, deshalb habe ich die Aromatherapie als eine Möglichkeit, besser damit fertig zu werden, dankbar schätzen gelernt. Wenn wir mit uns selbst in Einklang sind, kann der Druck von außen nicht so tief in uns eindringen und uns so tief treffen, als wenn wir uns schwach und verwundbar fühlen. Ätherische Öle sind für mich eine Hilfe nicht nur auf physischer Ebene, sondern auch in geistigen und emotionalen Belangen.

In diesem Punkte erfüllen die ätherischen Essenzen auch die Funktion einer wirklichen Alternative zu Tranquilizern. Denn wenn **Geranienöl** als Badezusatz oder als Parfum extreme psychische Zustände harmonisiert, **Ilang-Ilang** depressive Stimmungslagen klärt, bleiben sie doch völlig unschädlich, rufen keine Nebenerscheinungen hervor und machen natürlich auch nicht süchtig. In Frankreich ist die Verordnung ätherischer Öle – neben dem üblichen Aufgebot an Medikamenten – schon sehr weit verbreitet, und es bleibt zu hoffen, daß sich hierzulande in nicht allzu großer Zukunft eine ähnliche Entwicklung abzeichnet.

Schlaflosigkeit

Aus eigener Erfahrung weiß ich, wie frustrierend es ist, spät nachts im Bett zu liegen und nicht mehr in den Schlaf zu finden. Körperliche und geistige Anspannung zwingt uns, alles weiter ‚auf vollen Touren' laufen zu lassen, statt abschalten und einschlafen zu können. Hier können uns einige der ätherischen Öle mit ihren nervenberuhigenden Eigenschaften helfen. Nehmen Sie sich ausreichend Zeit für ein abendliches **Lavendelbad**. Da es nicht der Reinigung dient, sondern der Ruhe und Entspannung, lassen Sie Seife und Waschlappen beiseite, lehnen sich behaglich zurück und lassen sich gehen, ohne jegliches zeitliche Limit. Wenn nötig, lassen Sie noch heißes Wasser nach. Im Bett atmen Sie dann das Aroma eines Tropfens **Neroli-Öl** auf dem Kopfkissenrand oder einem Taschentuch ein. Auch **Lavendelöl** entspannt sehr gut.

Eine gute Bekannte von mir litt jahrelang unter Schlafstörungen. Sie probierte alles Mögliche aus, jedoch ohne großen Erfolg. Was ihr schließlich half, war **Lavendelöl**, sie gab einige Tropfen auf ein Taschentuch und legte es sich auf den Kopf.

Natürlich hilft auch eine vernünftige Lebensweise gegen Schlaflosigkeit. Die Hauptmahlzeit sollte nicht abends, sondern mittags liegen. Kaffee, Schokolade und andere anregende Lebensmittel, die dem ‚Herabschalten' des Körpers gegen Abend im Wege stehen, sollten am besten ganz gemieden werden.

Ein ebenso ausgezeichnetes Beruhigungsmittel ist **Majoran,** wenngleich der Geruch nicht so angenehm ist wie der von Lavendel oder Neroli.

Nächtliches Aufwachen

Manchmal haben sich die Ereignisse des Tages oder ein bestimmtes Problem so tief in unser Bewußtsein eingeprägt, daß, selbst wenn wir eingeschlafen sind, der geringfügigste Anlaß (im Garten kämpfende Katzen oder ein vorbeifahrendes Auto) genügt, um uns aufzuwecken, und es erscheint unmöglich, wieder einzuschlafen.

Das ist mir erst kürzlich passiert. An diesem Tag hatte ich ein neues Geschäftsvorhaben durchgesprochen, ohne zu einem zufriedenstellenden Ergebnis gekommen zu sein.

Ich wurde durch meine Tocher, die zum Klo ging, wach, und während ich so dalag, gingen mir unaufhörlich halbausgegorene Pläne durch den Kopf. Nach ungefähr einer halben Stunde wurde mir klar, daß das Zeitverschwendung war, und ich beschloß, meine Gedanken zu Papier zu bringen. Sobald ich das getan hatte und somit keine Gefahr bestand, am Morgen etwas vergessen zu haben, griff ich nach meinem Fläschchen **Lavendelöl**, gab ein paar Tropfen auf ein Tuch und war bald eingeschlafen. (Lindenblüten, Neroli oder Majoran hätten die gleiche Wirkung gehabt.) Weil die Versuchung besteht, warm eingepackt und träge liegenbleiben zu wollen, halte ich immer Notizbuch und Stift in Reichweite meines Bettes bereit, nur für den Notfall.

Schöpfen Sie neue Kräfte, bevor Sie abends ausgehen!

Jeder ist manchmal mit seinen Kräften so weit am Ende, daß er dringend einen Abend ohne Programm bräuchte, um sich zu regenerieren. Wenn Sie dann Ihr Notizbuch an einen Termin erinnert, lassen Sie ein Bad ein und geben Sie etwas **Rosmarin und Rosenholz** oder **Rosmarin mit Bergamotte** oder aber **Rosenholz in Verbindung mit Bergamotte** hinzu; auch jede dieser genannten Essenzen für sich genommen wird guttun und Sie mit neuer Energie versorgen, ohne Ihr Parfum zu überlagern, da sie sich schon bald nach dem Bad verflüchtigt. Wenn sich Ihr Körper nun zwar gestärkt fühlt, Ihr Kopf aber immer noch nicht ganz dabei ist, nehmen Sie zwei bis drei Tropfen **Muskatellersalbeiöl** in etwas Honigwasser.

Abgespanntheit/‚Kater‘

Wer hat nicht schon einmal diesen berüchtigten Zustand ertragen müssen: der Kopf ist schwer und schmerzt dumpf, Übelkeit, im Mund ein fauliger Geschmack, Lichtscheu und ganz allgemein das Gefühl, einen absoluten Tiefpunkt erreicht zu haben. Das dürfte kaum erstaunen, wenn man bedenkt, daß Alkohol ein Gift ist, das den Stoffwechsel im Körper durcheinanderbringt und ihm Vitalstoffe entzieht. Lassen Sie ein warmes Bad ein, und nehmen Sie unterdessen je einen Tropfen **Rosen- und Pfefferminzöl** in warmem

---

Erfrischendes Bad bei Abgespanntheit

2 Tropfen Fenchelöl
2 Tropfen Wacholderöl
2 Tropfen Rosmarinöl

Honigwasser. Zwei Tropfen **Fenchelöl** tun auch ihre Wirkung. Dann trinken Sie ein großes Glas Wasser und entspannen sich in der Wanne. Sollte Ihnen keine Badewanne zur Verfügung stehen, versuchen Sie es mit einer **Lavendelöl-Massage** im Nacken, und legen Sie sich mit einer **Geranienöl-Kompresse** auf der Stirn hin.

Heilmittel bei Frauenleiden

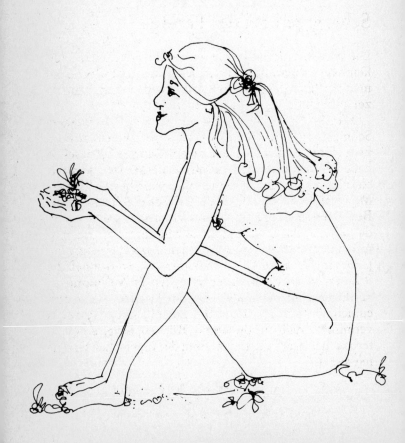

Heilmittel bei Frauenleiden

Schmerzen bei der Periode

Die Menstruation ist eine ganz natürliche Sache und keine Krankheit, die es zu heilen gälte. Trotzdem kann man sich diese Tage erleichtern, wenn sie mit Schmerzen und Unbehagen einhergehen.

Manche Frauen verspüren nur am ersten Tag leichte Schmerzen; andere müssen sich sogar für einen oder zwei Tage ins Bett zurückziehen. Langfristig gesehen habe ich mich homöopathisch beraten lassen, was mir aber Monat für Monat immer wieder am besten hilft, ist **Muskatellersalbei**. Sobald die Periode einsetzt, sind die Beschwerden am größten, und ich nehme drei Tropfen der ätherischen Essenz in etwas Honigwasser. Manchmal brauche ich ein paar Stunden danach eine zweite Gabe. Immer wieder bin ich überrascht, wie schnell die Schmerzen und auch die schwere, depressive Stimmung verflogen sind. Wer den Muskatellersalbei nicht oral einnehmen möchte, kann die Essenz, mit Pflanzenöl vermischt, auch auf die untere Rückenpartie, den Unterbauch und auf die Innenseiten der Oberschenkel einmassieren.

Prämenstruelles Syndrom

Viele Frauen sind ein paar Tage vor der monatlichen Blutung psychisch angespannt und sehr leicht reizbar. Mit manchen wird das Zusammenleben schier unerträglich; andere neigen eher zu Tränen und psychischer Labilität. **Ilang-Ilang-Bäder** mit einem zusätzlichen Tropfen **Lavendel** oder **Muskatellersalbei** wirken, jeden Abend, solange die prämenstruellen Symptome andauern, so weit stärkend und aufrichtend, daß das Leben insgesamt etwas erträglicher wird. Auch ich werde weinerlich, und da ich dann kaum wieder damit aufhören kann, stürze ich mich in ein **Zitronengras-Bad**, bis ich mich wieder erholt habe. Falls dies, äußerer Umstände wegen, nicht möglich ist, hilft mir auch das Inhalieren einiger Tropfen **Muskatellersalbeiöl** auf einem Taschentuch, wieder in die seelische Balance zu finden.

Wasserstau

Die Fähigkeit unseres Körpers, überschüssige Flüssigkeit auszuscheiden, hängt weitgehend vom gesunden Funktionieren unserer Nieren ab. Wenn wir bemerken, daß es zu Wasseransammlungen im Gewebe kommt – zum Beispiel wenn die Jeans nicht mehr recht passen wollen – können wir zu einem harntreibenden Mittel greifen. Auch eine Reihe von Gemüsesorten besitzen diuretische Eigenschaften; ich persönlich nehme am liebsten ein Bad mit **Wacholderöl** (oder trinke einen Tropfen davon in Honigwasser), weil es mindestens genauso schnell und zuverlässig wirkt.

Blasenkatarrh

Eine Entzündung der Blase oder gar der Niere ist ein ernstzunehmendes Problem. Das Wasserlassen ist mit Schmerzen verbunden: zu dem Brennen kommt oft noch ein unangenehmes Ziehen weiter oben in der Bauchhöhle hinzu. Man kann entweder **Wacholder- oder Kamillenöl** in Honigwasser einnehmen, ein Tropfen ist ausreichend. Gerne wird auch **Sandelholzöl** in die Nierengegend einmassiert. Ist der Zustand schon weiter fortgeschritten, so empfehle ich Sitzbäder mit **Lavendelöl** – am besten nach jedem Gang zur Toilette. Zu Ihrer Arbeitsstelle könnten Sie jeden Tag ein Fläschchen mit **Lavendelwasser** mitnehmen. Nach dem Urinieren wird ein mit Lavendelwasser getränkter Wattetupfer aufgelegt, der erstmal örtliche Erleichterung bringt. Starke und scharfe Speisen und Getränke (Kaffee, Tee, Alkohol, Gewürze usw.) sollten gemieden und gegen eine gesunde Kost aus Salaten und Getreide ausgetauscht werden.

Lotion bei Blasenentzündung

1 Tropfen Lavendelöl
auf 100 ml Wasser.
Man kann die Lotion in einer kleinen Plastikflasche mit an den Arbeitsplatz nehmen, muß sie aber jeden dritten Tag erneuern.

Hefepilz

Bei dieser weit verbreiteten Plage werden die Schleimhäute der äußeren Vagina extrem gereizt, was einen ganz schön nervös machen kann. Früher hatte ich immer wieder erneute Ausbrüche dieser Pilzinfektion, und jedesmal verschrieb mir mein Arzt wieder ein Arzneistoffe enthaltendes Pessar, was zwar vorübergehend Linderung brachte, mich aber nie endgültig heilte, so daß ich schon glaubte, mein Lebtag nicht wieder davon loszukommen. Erst sehr viel später, als ich mich mit ätherischen Ölen behandelt hatte, konnte ich mit voller Überzeugung bestätigen, das Übel los zu sein. Ich stellte mir eine Rezeptur aus **Rose, Lavendel** und **Bergamotte** zusammen, kaufte mir ein Klistier und gab die Essenzen in einen Liter warmes Wasser. Diese Vaginaldusche wiederholte ich zweimal täglich, bis das wieder herauslaufende Wasser vollkommen klar war. Das dauerte etwa eine Woche, aber das Jucken wurde schon nach der ersten Behandlung sehr viel erträglicher. Ich habe die Spülungen noch einen Monat lang einmal wöchentlich gemacht. Vaginalduschen sollten nicht gewohnheitsmäßig angewandt werden.

Spülung bei Hefepilz

2 Tropfen Rosenöl
4 Tropfen Lavendelöl
2 Tropfen Bergamottöl
auf einen Liter warmes Wasser.
In einer Flasche gut verschütteln und in eine Vaginaldusche oder ein Klistier einfüllen.

Herpes

Herpes ist eine Virusinfektion und läßt sich nicht mit Antibiotika beseitigen. Unser allgemeiner Gesundheitszustand ist bei der Behandlung von großer Bedeutung. Beim Herpes an den Genitalien kommen mehrere ätherische Öle in Frage: regelmäßige **Lavendelbäder** stärken die körpereigenen Abwehrkräfte im Kampf gegen den Virus. Hilfreich sind auch Sitzbäder mit **Eukalyptusöl**. Beistehend finden Sie das Rezept für eine Mischung, mit der Sie die oberen Innenseiten Ihrer Beine massieren können. Das erleichtert den Schmerz und stärkt das Immunsystem.

Massageöl bei Herpes

für die Drüsen in den oberen
Innenseiten der Oberschenkel
 8 Tropfen Rosenöl
17 Tropfen Lavendelöl
auf 50 ml pflanzliches Öl

Pruritus

Pruritus ist ein krankhaftes Hautjucken und kann sowohl am After als auch an der Vagina auftreten. Auch hier gilt: nichts kommt von ungefähr.

Der Grund könnte in einem bloß äußerlichen Reizfaktor liegen, und es ist auf keinen Fall ratsam, mit Sprays oder Eau de Toilette die empfindliche Vaginalhaut unnötig zu reizen.

Steigt man in ein Kräuterbad, sollte man Sorge tragen, daß die ätherischen Essenzen auch gut im Wasser verteilt sind.

Infektionen lassen sich, sind sie richtig erkannt, entsprechend behandeln. Sollte das Hautjucken aber von keinen Schleimabsonderungen begleitet und die Hautfalten trocken sein, versuche man es mit täglichen Sitzbädern in **Lavendel und Rose**.

Sitzbad bei Pruritis

1 Tropfen Rosenöl
1 Tropfen Pfefferminzöl
auf eine große Schüssel mit warmem Wasser

Leukorrhöe

Ein leichter Ausfluß ist normal. Starker Ausfluß über längere Zeit hinweg ist dagegen ein sicheres Zeichen dafür, daß der allgemeine Gesundheitszustand aus der Balance geraten ist.

Unter Umständen liegt eine Nahrungsmittelallergie vor. Ich persönlich bin gegen Molkereiprodukte allergisch, und wenn ich beim Auswärtsessen Versuchungen nicht widerstehen kann, habe ich das gleich mit starkem Weißfluß zu bezahlen.

Unser Körper hat uns eine Menge zu sagen, wenn wir nur auf ihn hören und dementsprechend handeln. Falls der Ausfluß gar zu unangenehm wird, läßt er sich wie unter ‚Pruritus' beschrieben behandeln oder mit Spülungen von **Lavendel, Bergamott** und **Rose**.

Sexualität und Sinnlichkeit

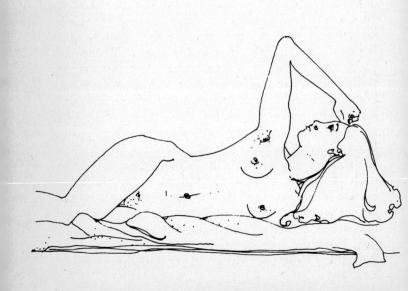

Sexualität und Sinnlichkeit

Erotisierende Essenzen

Unsere sexuelle Ausdruckskraft hängt natürlich ganz erheblich von der Gesundheit unserer Sexualorgane ab. Wie kann man sich sinnlich und anziehend fühlen, wenn man an Herpes, Leukorrhöe, Hefepilz oder an irgend einer anderen Scheidenentzündung leidet?

Dann kommt es aber auch auf die richtige Stimmung an, und hierbei können ätherische Öle eine so nützliche wie angenehme Rolle spielen. Unser Geruchssinn spielt bei der Wahrnehmung eine bedeutende Rolle und zugleich ist er der Sinn mit der stärksten Beziehung zu unseren Emotionen. Gerüche können uns abstoßen, aber auch „anturnen" – wesentlich stärker, als das unsere visuelle Wahrnehmung vermag. Es ist leicht, die Augen vor etwas zu verschließen – aber unseren Geruchssinn können wir so leicht nicht abschalten!

Viele der ätherischen Öle – besonders die, die so nach Medizin riechen wie **Eukalyptus** – passen nicht gerade in die Kategorie der Aphrodisiaka; andere wiederum sind durchaus dazu angetan, die Sinne anzuregen und sich im Unterbewußtsein als erotisierend einzuprägen. Dazu gehören **Ilang-Ilang, Jasmin, Sandelholz, Patschuli, Rose** und **Muskatellersalbei.** Diese Essenzen können ins Badewasser gegeben, im Zimmer versprüht, in ein Massageöl gemischt oder einfach als Parfum eingesetzt werden.

> **Aphrodisierendes Massageöl**
>
> 5 Tropfen Jasminöl
> 5 Tropfen Rosenöl
> 10 Tropfen Sandelholzöl
> 5 Tropfen Bergamottöl
> auf 50 ml pflanzliches Öl

Massage ist für ein Liebespaar eine schöne Sache, die sehr viel Spaß machen kann. Einige der ätherischen Öle helfen Ihnen, sich bei der Massage physisch zu entspannen, in eine sinnliche Stimmung hineinzufinden, und sie wirken zugleich sexuell stimulierend.

Wir alle sind sinnliche Wesen, geschaffen, um Freude zu geben und zu nehmen, und jeder von uns hat irgendwo seine innere „Flamme" der Leidenschaft. Und doch senken sich nur allzu oft der Druck und die Zwänge, die das Leben in einer teilweise absurd zu nennenden Welt uns auferlegen, wie eine schwere Wolkendecke auf uns und drohen, diese Flamme zu ersticken. Wenn Ihnen so zumute ist, hilft ein ausgiebiges Bad in **Ilang-Ilang,** die erdrückenden Gefühle zu „verscheuchen" und sich wieder vollkommen als Frau zu fühlen.

Anaphrodisiakum

Ein Anaphrodisiakum ist das genaue Gegenteil vom Aphrodisiakum, es wirkt dämpfend auf den Geschlechtstrieb. Wer an die Macht von Aphrodisiaka nicht glaubt, wird wohl auch nicht glauben, daß ein ätherisches Öl ihn „herunterbringen" kann. Wie immer man es auch sehen will, **Majoranöl** hat nicht nur starke sedative (beruhigende) Eigenschaften, sondern kann auch die sexuellen Gelüste „abschalten".

Eine „lockere" Atmosphäre schaffen

Wenn Sie Gäste erwarten, hilft etwas **Muskatellersalbei**, im Raum versprüht, eine leichte, gelöste Atmosphäre zu schaffen. Da ich nun schon seit vielen Jahren ständig von ätherischen Ölen umgeben bin, habe ich mich so an sie gewöhnt, daß sie mir völlig selbstverständlich geworden sind. Nur Besuchern fallen die Wohlgerüche immer wieder auf. Jeder könnte sich mit dem Duft frisch gepflückter Blumen und Kräuter anstelle der gewöhnlichen Haushaltsgerüche umgeben.

Wählen Sie die ätherischen Essenzen danach aus, was für eine Art von Fest oder Feier Sie begehen wollen. Hier sind ein paar Vorschläge:

Bergamotte und **Rosenholz** für eine sommerliche Fête oder einen Disco-Abend

Sandelholz oder **Patschuli** für eine exotische Atmosphäre, beispielsweise wenn Sie ihren Gästen etwas aus der orientalischen Küche vorsetzen wollen

Orange für ein Kinderfest

Geranie oder **Rosenholz** nachmittags zum Tee

Weihrauch bleibt weihnachtlicher Stimmung vorbehalten
Was Sie wählen und wie Sie die Duftnoten abwandeln, bleibt ganz und gar ihrem persönlichen Geschmack überlassen.

Das Selbstvertrauen stärken

Ein althergebrachtes Mittel gegen Nervosität ist ‚ein guter Schluck' — aber was macht jemand, der keinen Alkohol trinkt, wenn er eine wichtige Verabredung hat oder mit einer unbekannten Situation fertig werden muß und dabei einer kleinen „Aufmunterung" bedarf? Jasmin kann Ihnen ein Gefühl von Stärke und Selbstvertrauen geben, es ist eines der feinsten und kostbarsten ätherischen Öle. Zur Zeit der Pharaonen war im Alten Ägypten nur die privilegierte Oberschicht in der Lage, sich diesen Duftstoff leisten zu können, und noch heute wird **Jasmin** im Vergleich zu beispielsweise **Orangen-** oder **Zitronenöl** nur sparsam verwendet. Es ist teuer, aber wegen seines blumigen Aromas und seines lang anhaltenden Duftes ist es die Anschaffung wert.

So parfümieren Sie Ihre Wäsche

Geben Sie einen Tropfen Ihrer Lieblingsessenz in das letzte Spülwasser, wenn Sie Ihrer Wäsche einen Hauch von persönlicher Note verleihen wollen. Stellen Sie Ihre eigenen Duftkissen her, oder besprengen Sie Ihre Wäsche vor dem Bügeln mit einem Zerstäuber, in den Sie einen Tropfen ätherisches Öl gegeben haben! Hierzu eignen sich lang anhaltende Duftessenzen wie **Ilang-Ilang, Patschuli, Geranie, Lindenblüte oder Rose** besser als die leichten **Zitrusöle,** die flüchtiger sind. Wollimporte aus Kaschmir wurden früher zusammen mit **Patschuli-Blättern** verpackt, um Motten zu vertreiben. Das bewährt sich noch heute, und eine ganze Reihe der ätherischen Öle sind dazu geeignet, vor Mottenbefall zu schützen.

Bemerkung: Um Flecken zu vermeiden, gebe man ätherische Öle niemals direkt auf Stoffe oder Kleidung.

Den Busen vergrößern

Es hat sich herausgestellt, daß manche Pflanzen sogenannte Phytohormone enthalten, die ähnlich wirken wie menschliche Hormonsubstanzen. Sie sind für verschiedene Funktionen verantwortlich, darunter für die Entwicklung der weiblichen Brust. Es heißt, daß das ätherische Öl der **Geranie** besonders viel dieser pflanzlichen Hormone enthält. Nach dem Abstillen ihres letzten Kindes war der Busen einer meiner Freundinnen auf ein vorpubertäres Maß zurückgeschrumpft, und um ihr zu helfen, entschied ich mich, die Probe aufs Exempel zu machen und gab ihr eine Mischung aus **Geranie** und **Ilang-Ilang** in Pflanzenöl. Dies wurde abends und morgens regelmäßig einmassiert und hat tatsächlich einiges gebracht, wenngleich meine Bekannte auch noch lange kein Busenstar geworden ist!

> **Massageöl um den Busen zu vergrößern**
>
> 9 Tropfen Geranienöl
> 16 Tropfen Ilang-Ilang-Öl
> auf 50 ml pflanzliches Öl

An den Oberschenkeln abnehmen

Zu füllige Oberschenkel bekämpft man nicht allein durch eine geeignete Diät, sondern besser noch durch Sport und Gymnastik. Bestimmte ätherische Öle unterstützen zusätzlich die Wasserausscheidung aus Hüften und Oberschenkeln. Der regelmäßige Gebrauch einer Massageölmischung mit **Wacholder,** der auch harntreibend wirkt, wird die Blutzirkulation verbessern, den Körper entgiften und ihn darin unterstützen, überflüssige Fettpolster abzubauen. Körperliche Trägheit führt zu trägem Stoffwechsel, träger Zirkulation und Stagnation der Lymphe. Es ist nötig, den ganzen Menschen zu revitalisieren, damit eine Abmagerungskur von dauerhaftem Erfolg sein kann. Deshalb ist neben der Ernährung körperliche Regsamkeit ganz immens wichtig.

Etwa eine Woche lang wird die Ölmischung zur Entschlackung jeden Abend in leichten Aufwärtsbewegungen zum Herzen hin einmassiert. Die Schenkel sollen niemals gequetscht oder gekniffen werden, wenn Ansätze zu Zellulitis vorhanden sind, denn mit Gewalt richtet man hier nur Schaden an. Die Massage sollte in festen, aber sanften Bewegungen von den Knien ausgehend zu den Hüften hin ausgeführt werden.

> **Massageöl, um an den Oberschenkeln abzunehmen**
>
> 13 Tropfen Zypressenöl
> 12 Tropfen Wacholderöl
> auf 50 ml pflanzliches Öl

Ein eigenes Parfum herstellen

Unser Geruchssinn vermittelt uns in direktester Weise Gefühle von Sympathie und Antipathie. Zugleich wird er aber auch von vielen stark vernachlässigt und sogar „mißhandelt". Unangenehme Gerüche wie Autoabgase, Zigarettenrauch etc. belästigen uns auf Schritt und Tritt, und wir neigen dazu, das durch Deodorants, Mundspray, Eau de Cologne, Raumspray usf. zu kompensieren.

In früheren Zeiten wurde jedes Parfum sorgsam aus feinsten ätherischen Ölen zusammengestellt, war eine Freude für die Nase, entspannte Körper und Geist gleichermaßen und stellte auch für das Portemonnaie keine große Belastung dar. Leider sind die Parfums heutzutage weitgehend synthetisch hergestellt. Man kann sich aber auch selbst an die Herstellung von Parfums wagen, wenn sie auch weniger ausgeklügelt oder exzentrisch sein werden.

Schweres Jasminparfum

2 Tropfen Jasminöl
12 Tropfen Rosenholzöl
6 Tropfen Ilang-Ilang-Öl
auf 10 ml Jojoba

Normalerweise wird das Parfum in Alkohol verschüttelt. Pflanzliche Öle werden auf die Dauer zu leicht ranzig und eignen sich für diesen Zweck weniger. Dagegen verbindet sich **Jojoba-Öl** als flüssiges Wachs nicht mit Sauerstoff und stellt die ideale Grundsubstanz für Ihre Parfums dar. Es ist etwas ölig, und es bedarf nur kleinster Mengen, die Sie hinter den Ohren, an Knien, Handgelenken oder sonstwo auftragen können.

Rosenparfum

4 Tropfen Rosenöl
12 Tropfen Sandelholzöl
2 Tropfen Geranienöl
2 Tropfen Rosenholzöl
auf 10 ml Jojoba

Zur Erfrischung an heißen Sommertagen können Sie Ihr eigenes Eau de Cologne herstellen: mehrere ätherische Essenzen werden in destilliertes und in kleine Fläschchen abgefülltes Wasser gegeben und dann kräftig verschüttelt.

> **Eau de Cologne**
>
> 20 Tropfen Neroliöl
> 80 Tropfen Bergamottöl
> 30 Tropfen Zitronenöl
> 40 Tropfen Orangenöl
> 20 Tropfen Lavendelöl
> 10 Tropfen Rosmarinöl
>
> Man erhält eine 10 %ige Lösung, wenn man alles in 100 ml destilliertes (oder Mineral-) Wasser gibt. Gut schütteln!

Verwandeln Sie Ihr Schlafzimmer in ein Boudoir

Mit ein paar Spritzern ätherischer Essenzen und natürlich mit einiger Vorstellungskraft können Sie sich fühlen wie Kleopatra, Madame Pompadour oder eine römische Kaiserin, denn damals kannte man noch keine synthetischen Parfums. Sänften und geschmückte Ruderboote waren im Ägypten des Altertums mit Duftwässern und aromatischen Essenzen besprüht, und in römischen Palästen gab man **Rosenwasser** in die Kanäle, die die Gärten durchzogen. Kleopatra soll bei den Treffen mit Mark Anton ihre Verführungskünste mit **Jasminöl** unterstützt haben! Und tatsächlich können bestimmte ätherische Öle ‚zu Kopfe steigen'. Diese schwereren Duftnoten passen besser ins Schlafzimmer, weil sie an natürliche Körperausdünstungen erinnern, leichte **Zitrusöle** in öffentliche Bereiche.

Eines der bevorzugtesten Parfums war und ist seit jeher das **Rosenöl**. Noch heute ist es Bestandteil praktisch jedes wirklich guten Parfums. Rosenöl war schon immer sehr teuer, und so wird es wegen der geringen Ausbeute auch bleiben. Trotzdem ist es nicht unerschwinglich, und es ist außerordentlich haltbar und ergiebig. Für mein Empfinden ist die Rose eine Klasse für sich, an die kein anderer Duft herankommt.

Schwere, berauschend wirkende ätherische Öle sind außerdem **Ilang-Ilang, Patschuli, Sandelholz, Jasmin** und **Lindenblüte.**

Boudoir

Ein paar Spritzer exotisch anmutender Essenzen (**z.B. Jasmin, Rose, Patschuli, Sandelholz, Ilang-Ilang**).

Gesundheit und Heilkunst

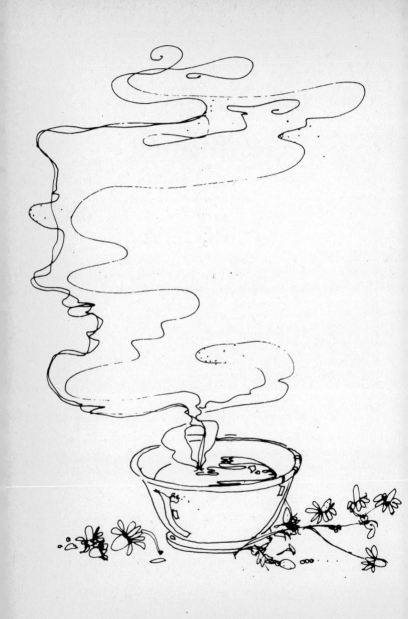

Gesundheit und Heilkunst

Das Gesicht spiegelt den allgemeinen körperlichen Gesundheitszustand, und die Beschaffenheit unserer Haut wird nicht allein dadurch bestimmt, was wir daraufschmieren oder wie sorgfältig wir sie säubern, sondern wie wir sie innerlich versorgen: was wir essen und trinken, wie wir denken und fühlen.

Wir können nicht erwarten, strahlend und gesund auszusehen, wenn wir unseren Körper mit minderwertiger Nahrung abspeisen, aus der er dann etwas machen soll.

Es ist absolut lebensnotwendig, daß unsere Ernährung genügend Ballaststoffe enthält. Wir können keinen makellosen Teint haben, wenn wir zugleich ständig unter Verstopfung leiden. Die Haut unterliegt gesundheitlichen Schwankungen genauso wie jedes andere unserer Organe. Zu große Mengen Kaffee führen zu Rückenschmerzen, da sie eine Belastung für die Nieren darstellen, und dies findet im Gesicht in Form von geschwollenen Augen und schwarzen Ringen seinen Ausdruck. Zu viele Milchprodukte im Speiseplan können unter anderem zu häufigen Erkältungen und Problemen mit den Nebenhöhlen führen. Große Mengen Gebratenes bewirken in den meisten Fällen, daß die Gesichtshaut ölig und fleckig wird. Spricht jemand dem Alkohol stark zu, riskiert er nicht nur einen Leberschaden, sondern er handelt sich auch geplatzte Äderchen im Gesicht ein.

Man erkennt in steigendem Maße, daß Lebensmittelallergien die Ursache mancher Unpäßlichkeiten und immer wiederkehrender Anfälle nicht schwerwiegender, aber lästiger Symptome sind. Eine spezielle Lebensmittelallergie ist natürlich eine sehr individuelle Angelegenheit; ich habe zwar herausgefunden, daß Milchprodukte viele meiner Beschwerden verursachten, darf mich dadurch aber nicht zu der Annahme verleiten lassen, Molkereiprodukte seien jedem abzuraten.

Regelmäßige sportliche Betätigung welcher Art auch immer ist für unseren Körper von unschätzbarem Wert. Sie stimuliert die Blutzirkulation und damit zugleich die Sauerstoffversorgung, verleiht der Muskulatur neue Spannkraft, regt die inneren Organe an und trägt dazu bei, das Lymphgefäßsystem gesund zu erhalten. Einer meiner Bekannten ist trotz seiner mehr als sechzig Jahre unglaublich gesund und lebenssprühend, wobei ihm seine täglichen Übungen, das Vermeiden von Alkohol und Zuckerzeug sowie die Angewohnheit helfen, nur dann zu essen, wenn er Hunger hat.

Angst, Kummer, Sorgen, Ärger, Haß und Depressionen beeinflussen unser Aussehen. Der Ausdruck ‚grün vor Neid' rührt daher, daß Neid und Eifersucht auf die Leber einwirken, die wiederum den grünen Gallenfluß reguliert. Man hat herausgefunden, daß jedes Leiden, egal ob es sich um Arthritis oder Krebs handelt, durch negative oder positive Gedanken beeinflußt werden kann. Deshalb ist es wichtig, sofort etwas zu unternehmen, sobald sich eine negative Gefühlswelle ankündigt, und ich kenne nichts Besseres als die Blumenheilmittel nach Dr. Bach, um schnell zu positiven Gefühlen zurückzufinden. Warum sollte man einer Krankheit gestatten, sich bis zu dem Stadium zu entwickeln, wo ein Arzt sie diagnostizieren und etikettieren kann? Wenn man sich unmittelbar mit beginnenden Problemen auseinandersetzt, weiten sie sich unter Umständen gar nicht bis zu dem Punkt aus, wo sie eines Etiketts bedürfen. Die Bach'sche Blütentherapie, die Homöopathie und die Aromatherapie tragen alle dazu bei, ernsten gesundheitlichen Störungen vorzubeugen.

Massage

Das Verlangen nach Berührung ist in uns allen lebendig und muß befriedigt werden.

Wir sind mit Sinnen ausgestattete Wesen; unser Körper ist für eine Massage nur zu empfänglich, und wir finden Gefallen daran. Leider hat in Teilen Europas das Wort Massage einen fast anrüchigen Beigeschmack bekommen, und eine 'Masseurin' wird schon schief angesehen. Aber in anderen Teilen der Welt, vor allem in Japan, betrachtet man die Massage als Teil des täglichen Lebens. 'Geishas' werden zur Entspannung von Geschäftsleuten bestellt – nicht auf sexueller Ebene, aber indem sie Speisen servieren, musizieren und Massagen anbieten. Es ist Teil der japanischen 'Höflichkeit', anderen solchermaßen zu dienen.

Die Kunst der Massage besteht im wesentlichen darin, dem anderen etwas Gutes zu tun. Obgleich der Massierende dem Augenschein nach mehr Energie gibt als der Nehmende, kann das Massieren zu einer ebenso schönen Erfahrung werden wie das Erhalten einer Massage. Sie wird noch angenehmer, wenn man dem Massageöl eines oder wenige ätherische Öle beigibt. Die Bei-

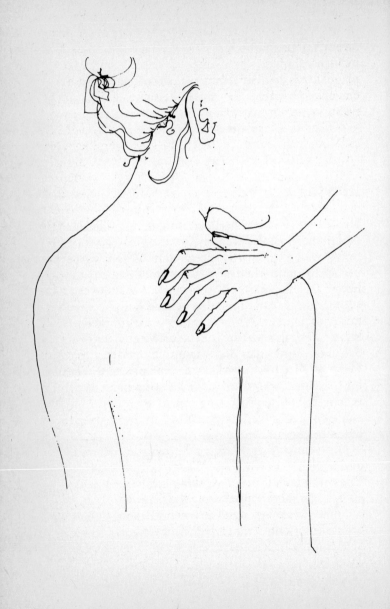

gabe beruhigender Essenzen kann zu tiefer Entspannung verhelfen und wird einen großen Teil des täglichen Stresses abbauen helfen. Die Massage mit einer 'belebenden' Zusammenstellung ist ebenso imstande, jemanden aus seinen trüben Gedanken zu reißen wie sie einen Erschöpften, der am Ende seiner Kräfte ist, mit neuer Energie versorgen kann.

Will man zuhause massieren, kann es hilfreich sein, sich mit den Grundzügen der Massagetechniken zuerst vertraut zu machen, Voraussetzung ist es jedoch nicht.

Wir benötigen ein Öl als Gleitmittel, so daß die Hände mit Leichtigkeit über die Haut streichen können. Dazu eignet sich ein edles Pflanzenöl am besten, und zu den feinsten gehören süßes Mandelöl aus der Apotheke, Sonnenblumen- oder Safloröl (aus dem Naturkostladen), oder auch irgendein hochwertiges Salatöl aus der Küche. Mineralöl (Babyöl) wird aus Petroleum gewonnen und eignet sich nicht besonders als Basis für eine Massage mit ätherischen Ölen, wenn es auch manchmal benutzt wird. Dem Basisöl (Pflanzenöl) kann jedes beliebige ätherische Öl beigemengt werden. Richten Sie sich bei der Zusammenstellung ganz nach Ihren persönlichen Wünschen. Ich gebe hier zur Anregung einige Rezeptbeispiele. Aber sie sind mehr als Anregung gedacht.

Belebendes Massageöl

17 Tropfen Rosenholzöl
6 Tropfen Orangenöl
2 Tropfen Geranienöl
auf 50 ml pflanzliches Öl

Massageöl zur Entspannung

13 Tropfen Lavendelöl
 2 Tropfen Geranienöl
10 Tropfen Sandelholz
auf 50 ml pflanzliches Öl

Massageöl zur Erhöhung der Widerstandskraft

20 Tropfen Lavendelöl
 5 Tropfen Bergamottöl
auf 50 ml pflanzliches Öl

Die Massage kann fast überall, wo es bequem ist, ausgeführt werden. Falls kein Massagetisch zur Verfügung steht, würde sich als nächstes vielleicht ein Bett anbieten. Wenn Sie gegen eine kniende Haltung nichts einzuwenden haben, läßt sich die Massage auch auf dem Fußboden durchführen, auf dem eine Decke oder ein großes Handtuch ausgebreitet wurde. Jemand von schlanker Statur erhält nicht nur ein kleines Kissen unter den Kopf, sondern auch ein gleichmäßig geformtes Kissen unter seinen Bauch. Bei einer fülligen Person wird dies nicht nötig sein. Schwangere Frauen werden die Bauchlage in den letzten Monaten als unangenehm empfinden und die Seitenlage bevorzugen, so daß die Masseurin ihren Rücken wirkungsvoll bearbeiten kann.

Haut ist immer warm – Massageöl aus der Flasche dagegen kalt, deshalb sollte man das Öl niemals direkt auf den Rücken träufeln. Es würde einen Schock für das Nervensystem bedeuten. Am besten gießen Sie etwas

Öl auf die Handinnenfläche und verreiben es dann, bevor Sie mit der Massage beginnen. Lassen Sie Ihre Hände zuerst über den ganzen Rücken gleiten, um das Öl leicht und gleichmäßig auf der Haut zu verteilen. Sie legen sie etwa in Höhe der Hüften mit den Innenseiten flach nach unten auf den Rücken – die Fingerspitzen zeigen zum Kopf – und lassen sie sanft aber fest am Rückgrat hinaufgleiten, bis die Finger den Nacken erreicht haben. Dann gleiten Ihre Hände seitwärts über die Schultern und kehren an ihren Ausgangspunkt zurück. Dies sollte als eine geschlossene Bewegung ausgeführt werden, zehn Minuten lang, oder kürzer, wenn Sie müde sind. Abschließend bedecken Sie den Rücken mit einem saugfähigen Haushaltspapier und drücken es etwas an, damit überschüssiges Öl aufgesaugt wird, das von der Haut nicht absorbiert wurde.

Anmerkung: Geben Sie niemandem eine Massage, der Krebs oder eine akute Infektion, Fieber, ernstliche Herzbeschwerden, oder gerade ein opulentes Mahl zu sich genommen hat. Krampfadern werden nicht massiert. Der Genitalbereich sollte mit ätherischen Ölen nicht behandelt werden, weil die Haut dort extrem empfindlich ist, und es zu Hautreizungen kommen könnte.

Depressionen

Depressionen sind etwas, was jeden von uns plötzlich treffen kann. Manchmal kennen wir den Grund dafür. Manchmal kommen sie scheinbar grundlos wie eine schwarze Wolke auf uns herab, die alles in den Schatten stellt. Wenn Sie eine akute Attacke haben, wie es für Depressionen typisch ist, wird ein Bad mit **Ilang-Ilang-** oder **Muskatellersalbeiöl** ein gutes Stück weiterhelfen. **Jasminöl** wirkt hier wahre Wunder, nur ist es in der Anschaffung ziemlich teuer, es erweckt neue Lebensgeister. Sollten die Depressionen chronisch werden, könnte es sehr hilfreich sein, parallel zu den Kräuterbädern einen guten Aromatherapeuten aufzusuchen, jemanden, der Verständnis für Sie aufbringt, Ihnen zuhört und Sie mit ätherischen Ölen behandelt, die speziell auf Ihre individuellen Bedürfnisse abgestimmt sind.

So viele Frauen gehen zum Arzt, wenn sie deprimiert sind, doch leider verlassen sie die Sprechstunde, die sie in der Hoffnung auf etwas Trost und Verständnis aufgesucht hatten, sehr oft mit einem Rezept für Anti-Depressiva. Unsere Ärzte sind meistens überarbeitet, und darüber hinaus oft selbst nicht in allerbester Verfassung. Es ist die kleine Anstrengung wert, nach einem Aromatherapeuten Ausschau zu halten, denn bei wirklichen Depressionen liegt der Versuch, sich selbst weiterzuhelfen, oft schon außerhalb der eigenen Reichweite.

Depressionen

2 Tropfen Muskatellersalbeiöl
2 Tropfen Bergamottöl
2 Tropfen Ilang-Ilang-Öl
ins Badewasser geben, gut verteilen

Übergewicht

Wer ernsthaft abnehmen will, kann unter Einhaltung seiner Diät und seiner sportlichen Aktivitäten in den ätherischen Ölen eine angenehme Unterstützung seiner Bemühungen finden. Eine träge Blutzirkulation und/oder ödematöse Wasserstaus gehören zu den Komplikationen, die von Dicken oft als unumgänglich akzeptiert werden. Dazu gehört auch der verlangsamte Stoffwechsel.

Wacholderöl ist ein natürliches Diuretikum, weshalb es sich empfiehlt, wenigstens einmal wöchentlich ein Wacholderbad zu nehmen. Regelmäßige Anwendung auf längere Zeit hin bewirkt, daß der Körper stärker Wasser ausscheidet und giftige Schlacken mit hinausspült, die sich sonst im Körper des Übergewichtigen ablagern würden. Eine Frau mit kleinem Busen, die an Hüfte und Oberschenkeln abnehmen will, sollte nur Wacholder-Sitzbäder nehmen.

Dicke Menschen tendieren dazu, zu essen, wenn sie sich wegen ihres Aussehens deprimiert fühlen. Sobald ein Freßanfall droht, sollten sie besser ein wohltuendes Bad mit Zusätzen von **Salbei** und **Ilang-Ilang** nehmen. Die aufsteigenden ätherischen Essenzen können genug Auftrieb geben, an den gerade gefaßten Grundsätzen festzuhalten und nicht durch übermäßiges Essen wieder zwei Schritte rückwärts zu gehen.

Durch regelmäßiges Baden mit ätherischen Ölen wird die Spannkraft des ganzen Körpers erhöht, die Haut reiner und das gesamte Körpergefühl gesteigert. Ein Energiemangel läßt sich damit gut bekämpfen.

Eine gesunde, gewohnte Atmosphäre aus der Handtasche

Hotelzimmer scheinen mit der ideale Ort zu sein, eine ganze Bandbreite von Krankheitskeimen aufzuschnappen — je nachdem was die vorherigen Zimmerinhaber hinterlassen haben. Wann immer ich gezwungen bin, in einem Hotel zu wohnen, nehme ich eine kleine Auswahl ätherischer Öle mit mir. Die vertrauten Gerüche geben mir nicht nur das Gefühl, mich wie zuhause fühlen zu können, sondern ich weiß, daß bestimmte Essenzen meine Gesundheit schützen, indem sie in der Luft befindliche Bakterien abtöten. Meine persönliche Vorliebe gehört **Rosenholz, Bergamotte** und **Lavendel**. Gleich nach meiner Ankunft versprühe ich eine oder mehrere der Essenzen im Bad und auf dem Teppich.

Eitrige Mundgeschwüre

Geschwüre am Mund entstehen meistens, wenn man einen gesundheitlichen Tiefpunkt erreicht oder zu viel Zucker gegessen hat. Gezuckerte Lebensmittel sollten eine Weile gemieden werden. Man gebe einen Tropfen **Myrrhenöl** auf einen Wattebausch und presse ihn dann sanft gegen das Geschwür. Es gibt anfangs einen kleinen stechenden Schmerz, der aber schon bald großer Erleichterung und abschließender Heilung der rauhen Flecken weicht. Wird mehrmals täglich auf diese Weise behandelt, so sollten die eitrigen Ausschläge nicht länger als einen oder höchstens zwei Tage lang andauern.

Pickel

Pickel im Gesicht hängen mit verstopften Poren, falscher Ernährung, Störungen im Hormonhaushalt (besonders während der Pubertät), oder einer allergischen Reaktion auf iregendein Nahrungsmittel zusammen. Bei manchen Frauen treten sie kurz vor oder zu Beginn der Menstruation auf. Wichtig ist, daß Sie das Gesicht sorgfältig reinigen, möglichst frische Nahrungsmittel essen, und behandelte, mit Farbstoff oder künstlichem Aroma aufbereitete Lebensmittel meiden. Sie können sich auch helfen, indem Sie viel Mineralwasser trinken.

Eine akut unreine Haut läßt sich manchmal mit Erfolg über Nacht behandeln, indem man einen Wattebausch entweder mit **Kampfer-, Eukalyptus- oder Lavendelöl** tränkt und direkt auf die betroffenen Stellen auflegt. Die Behandlung über Nacht ist deshalb so günstig, weil dann die ätherischen Öle durch kein Make-up in ihrer Wirksamkeit beeinträchtigt werden.

Sonnenbrand

Die meisten von uns haben irgendwann einmal das Unglück gehabt, die Qualen eines Sonnenbrandes durchstehen zu müssen und haben sich beim Auftragen diverser Après-sun-Lotions geschworen, nie wieder die verbrennende Wirkung der Sonnenstrahlen zu unterschätzen. Ist es einmal passiert, hilft man sich am besten, indem man gleich nach der Ankunft zuhause oder im Hotel ein lauwarmes Bad einläßt und drei Tropfen **Lavendel-** oder **Pfefferminzöl** zufügt. Dadurch wird ein Großteil der Hitze abgeleitet und die verbrannte Haut beruhigt. Lavendel kann sogar unverdünnt auf kleine sonnenverbrannte Hautpartien wie Nase oder Schultern aufgetragen werden, und ein Fläschchen Lavendelöl ist in der Reiseapotheke unentbehrlich. Auch ein Wasser-Zerstäuber kann gute Dienste leisten: er wird mit handwarmem Wasser und einigen Tropfen Lavendelöl gefüllt. Diese Mischung bringt sofortige Erleichterung, wenn sie über den sonnenverbrannten Körperteilen versprüht wird, was sich so lange wiederholen läßt, wie die Beschwerden andauern. Auch ist es ratsam, solange der Sonnenbrand anhält, keinen Alkohol zu trinken, und statt dessen zu Mineralwasser oder Fruchtsäften zu greifen, da der Genuß von Alkohol zu Wasserentzug führt. Sie dagegen wollen ja die Feuchtigkeit ersetzen, die die Sonne Ihrer Haut entzogen hat.

Bemerkung: Lavendel ist das *einzige* ätherische Öl, das ich unverdünnt auf die Haut aufbringen würde.

Verbrennungen

Verbrennungen oder Verbrühungen können ohne weiteres auf die gleiche Weise wie ein Sonnenbrand behandelt werden. Eine kleine Wundstelle ist mit einem oder zwei Tropfen Lavendelöl bestens versorgt. Die Behandlung kann wiederholt werden, so oft der Schmerz wiederkehrt. Bei großflächigen Verbrennungen sollte man immer den Arzt zu Rate ziehen, aber in der Wartezeit wird die verbrühte Stelle am besten in eine Schüssel mit kaltem Wasser gehalten, dem zuvor zehn Tropfen Lavendelöl beigemengt wurde.

Niemals sollte man allerdings in Pflanzenöl vermengten Lavendel auf verbrannte Haut auftragen, da alle fettigen und öligen Substanzen das Hitzegefühl nur noch verstärken.

Lavendelöl hat, ob unverdünnt oder im Wasser verteilt, die einzigartige Eigenschaft, Hitze zu reduzieren, Schmerzen gering zu halten, den Heilungsprozeß zu beschleunigen und zugleich den Patienten zu entspannen. Meines Wissens wurden mit diesem ätherischen Öl sogar schon Verbrennungen zweiten Grades innerhalb einer Woche ausgeheilt, ohne daß Narben zurückgeblieben wären.

Fußbäder

Heiße, geschwollene, schmerzende Füße finden in einer Schüssel mit lauwarmem Wasser Erleichterung, dem fünf Tropfen **Pfefferminzöl** beigemengt wurden. Man kann sich auch auf den Badewannenrand setzen, etwas Wasser einlassen und die Füße etwa fünfzehn Minuten dort hineinhalten. Pfefferminzöl enthält natürliches Menthol, das stark kühlend wirkt.

Fußschweiß und -geruch sind eine peinliche Angelegenheit, die Männer eher zu betreffen scheint als Frauen; wahrscheinlich deshalb, weil ihre Füße öfter in dicken Socken und schweren Schuhen stecken. **Zypressenöl** ist ein natürliches Deodorant und trägt bei regelmäßigem Gebrauch dazu bei, daß der unangenehme Geruch verschwindet. Man gebe sechs Tropfen des ätherischen Öles auf eine Schale warmes Wasser.

Dermatophytose tritt zwischen den Zehen auf und wird durch einen Pilz hervorgerufen, der sich an warmen, feuchten Stellen vermehren und ausbreiten kann. Ich habe herausgefunden, daß eine Massage mit einem oder zwei Tropfen **Lavendelöl** die betroffene Stelle innerhalb weniger Tage vom Fußpilz befreit.

Mein Sohn beklagte sich kürzlich über Schmerzen im Fußballen; anscheinend hatte der letzte Besuch im öffentlichen Schwimmbad zur Bildung einer Warze geführt. Wir behandelten die Stelle mehrmals täglich mit etwas Lavendelöl auf einem Baumwolltupfer. Tatsächlich besserte sich der Zustand sehr schnell – aber auch **Eukalyptus-**, **Rosmarin-** oder **Kampferöl** hätten hier die gleichen guten Dienste getan.

Ohnmacht

Wenn jemand durch Schreck, Schock oder Erschöpfung ohnmächtig wird, braucht man etwas Belebendes, um ihn wieder zu Bewußtsein zu bringen. Jedes der stark duftenden ätherischen Öle wie beispielsweise **Rosmarin, Pfefferminz** oder **Basilikum** ist dazu hervorragend geeignet. Ich las neulich in einem Zeitungsartikel, daß ein Junge mit **Pfefferminzöl** aus dem Koma geholt worden sei. Das Öl war auf ein Leinenläppchen geträufelt und vor der Nase des Patienten hin- und hergeschwenkt worden – das hatte geholfen!

Kopfschmerzen

Kopfschmerzen sind so weit verbreitet, daß sie für die Arzneimittelindustrie ein lukratives Geschäft bedeuten: ständig werden neue, schnell wirkende Mittel auf den Markt gebracht. Manchmal wird der Kopfschmerz nur durch eine Nackenverspannung hervorgerufen, und dies kann durch eine Massage der Muskulatur am unteren Nacken mit ein wenig **Lavendelöl** gebessert werden. Schmerzen im Bereich der Stirn, die mit Augendruck einhergehen, begegnen wir mit einem Tropfen Lavendelöl, den wir über den Schläfen leicht in die Haut einreiben.

Sobald die Kopfschmerzen als Vorbote einer Erkältungskrankheit auftauchen, sollte man eine Gabe **Pfefferminzöl** auf etwas Zucker oder in Honigwasser einnehmen. Desgleichen vertreibt es Kopfschmerzen, die durch übermäßigen Eßgenuß oder schlechte Verdauung entstanden sind – dazu tropft man es auf ein Tuch und atmet so oft als möglich ein. In vielen Fällen ist es das beste, einfach zu Bett zu gehen und sich ordentlich auszuschlafen. Ein Tropfen **Lavendelöl** oder **Pomeranzenblütenöl** auf dem Kopfkissen kann dies hilfreich unterstützen.

Verdauungsschwierigkeiten und Blähungen

Sehr schnell wirksame Abhilfe gegen schlechte Verdauung bieten zwei oder drei Tropfen **Pfefferminzöl** auf Zucker oder in Honigwasser.

Blähungen lassen sich sehr wirkungsvoll mit **Fenchelöl** behandeln. Ein oder zwei Tropfen auf etwas Zucker oder in Honigwasser reichen schon aus.

Zahnschmerzen

Nelkenöl gilt seit alters her als Heilmittel gegen Zahnschmerzen. Ein Tropfen davon, auf den kranken Zahn gepinselt, lindert den Schmerz schon ganz erheblich. Nelkenöl besitzt einen leicht schmerzbetäubenden Effekt und macht die Nerven im behandelten Bereich vorübergehend empfindungslos. Auch **Pfefferminzöl** eignet sich als schmerzlinderndes Mittel, wenn man es direkt auf den Zahn aufträgt.

Hämorrhoiden

Hämorrhoiden können sehr schmerzvoll sein und bei jedem, auch nur vorübergehend, einmal auftauchen. Die Wahrscheinlichkeit, daß es dazu kommt, ist sehr viel größer, wenn es auch mit der Verdauung nicht ganz klappt. **Zypressenöl** (fünf Tropfen in einer Schüssel mit warmem Wasser oder in der Badewanne) wird Erleichterung bringen. Ich habe oft erfahren, daß Hämorrhoiden nach einem Zypressenbad zurückgegangen und schließlich ganz verschwunden sind. Unterliegen Sie aber bitte nicht der Versuchung, das Zypressenöl unverdünnt aufzutragen, da es sehr stark ist und so nur noch größere Beschwerden heraufbeschwört. Geben Sie es immer tropfenweise in das Wasser, und verteilen Sie es gut, bevor Sie in das Sitzbad steigen.

Hoher Blutdruck (Hypertonie)

Da **Lavendelöl** nervenberuhigend und blutdrucksenkend wirkt, habe ich es ziemlich vielen Menschen empfohlen, die unter Bluthochdruck leiden. Meine Mutter, die Hypertonikerin ist, nimmt regelmäßig Lavendelbäder, und die ganz besonders dann, wenn etwas passiert ist, was sie beunruhigt oder gar in helle Aufregung versetzt hat. Nach einem Lavendelbad fühlt sie sich immer entspannt und beruhigt. Andere ätherische Öle, die in dieser Richtung wirken, wären **Majoran** und **Ilang-Ilang.**

Grippe

Meiner Erfahrung nach reagiert der Körper bei einem grippalen Infekt sehr schnell auf homöopathische Heilmittel; sollten diese aber nicht gleich zur Verfügung stehen, kann man sich mit einer aromathischen Therapie schon weiterhelfen, die eine aufkommende Erkältung im Keime ersticken und eine Grippe abkürzen kann.

Füllen Sie die Badewanne mit angenehm warmem Wasser. Mischen Sie einen Teil **Lavendelöl** mit der entsprechenden Menge Pflanzenöl und reiben Sie Ihren Körper damit ein — besonders die Brust und die Rückenpartie unterhalb des Nackens. Steigen Sie dann für etwa zehn Minuten in die Wanne; dann schnell abtrocknen und sofort ins Bett!

Nach einer solchen Behandlung ist der Erkältung weitgehend die Spitze genommen, und in manchen Fällen kommen die Symptome über Nacht ganz zum Verschwinden.

Halsentzündung

Sandelholzöl besitzt starke antibakterielle Eigenschaften und kann sowohl Streptokokken als auch Staphylokokken wie ein Antibiotikum bekämpfen. Etwas Honigwasser mit zwei bis drei Tropfen von dem Öl ist, alle paar Stunden eingenommen, eine wunderbare Sofortmaßnahme bei Halsschmerzen und Kehlkopfentzündung. Sandelholzöl ist ein leichters Analgetikum, und eine schwere Halsentzündung wird sofort etwas gelindert.
Bemerkung: Wichtig ist, daß das Sandelholzöl aus Mysore stammt; kaufen Sie deshalb nur gute Markenfabrikate.

Erkältungen und allgemeine Anfälligkeit

Die Symptome einer Erkältung sind jedem nur allzu gut bekannt:

Niesen, Kopfschmerzen, Gliederschmerzen, laufende oder verstopfte Nase, tränende Augen und Halsweh. Oft greift die Erkältung auf die Brust über, und es kommt zu Beschwerden im Bereich der Atemwege, Husten und womöglich zu Bronchitis.

Um zu verhindern, daß sich die Krankheitserreger ausbreiten und solche Krankheitsbilder schaffen, sollten gleich bei den ersten Anzeichen einer Erkältung ein paar vorbeugende Maßnahmen getroffen werden. **Kampferöl** wirkt schnell und kann eine Erkältung im Frühstadium abwehren. Ein bis zwei Tropfen auf etwas braunem Zucker sollten, alle zwei Stunden verabreicht, nach drei bis vier Gaben schon eine Besserung erzielen. Manchmal kann auch ein wenig **Eukalyptusöl** auf einem Taschentuch oder auf dem Kopfkissen, so daß es ständig eingeatmet wird, eine heranziehende Erkältung über Nacht zum Verschwinden bringen.

Regelmäßiges Baden mit ätherischem **Lavendelöl** hilft, die Widerstandskräfte gegen Erkältungen und andere Infektionen zu erhöhen. Lavendelöl hat die Eigenschaft, die Bildung weißer Blutkörperchen anzuregen.

Gürtelrose

Ein Erwachsener kann, wenn sein gesundheitlicher Allgemeinzustand geschwächt ist, von einem Kind Windpockenerreger auffangen. Sie manifestieren sich unter Umständen nicht als Windpocken, sondern in Form einer Gürtelrose. In diesem Fall sollte man sich mit homöopathischen Medikamenten helfen und die betroffene Zone mit **Pfefferminzölwaschungen** behandeln. Auch verdünntes **Geranienöl** tut hier gute Dienste.

Lotion bei Gürtelrose

1 Tropfen Pfefferminzöl
auf 1 Liter Wasser.

In eine Flasche geben, gut verschließen und kräftig durchschütteln. Die Hälfte ausschütten und wieder gut schütteln. Wenn Sie das Gleiche noch einmal wiederholen, erhalten Sie zum Schluß ein Mischungsverhältnis von 1/4 Tropfen Öl auf 1 Liter Wasser.

Mundgeruch

Schlechter Atem kann die unterschiedlichsten Ursachen haben. Vielleicht haben wir scharf gewürzte oder streng schmeckende Speisen zu uns genommen, aber auch Kaffeegenuß kann zu schlechtem Atem führen. Ständige Sorgen, Krankheit, Nervosität, starke Erregung – alle diese psychischen Zustände und anderes mehr können uns, wenn sie mit schlechtem Atem einhergehen, gehemmt machen. Es sind Dutzende von Mundduschen und -sprays im Handel; aber eins haben sie alle gemeinsam: sie sind Mixturen verschiedenster Chemikalien. Eine natürliche Mundspülung läßt sich zubereiten wie ein Blütenwasser für die Haut; sie darf allerdings etwas konzentrierter sein. Dazu läßt sich eine ganze Reihe von Ölen empfehlen – entweder einzeln oder jeweils zwei bis drei miteinander kombiniert: **Pfefferminze, Basilikum, Fenchel, Zitrone, Lavendel, Muskatellersalbei, Bergamotte, Rose und Ilang-Ilang.**

Mundwasser

1 Tropfen Pfefferminz- oder Fenchelöl
1 Tropfen Zitronenöl
auf 1/4 l Wasser

Die Pflege von Haut und Haar

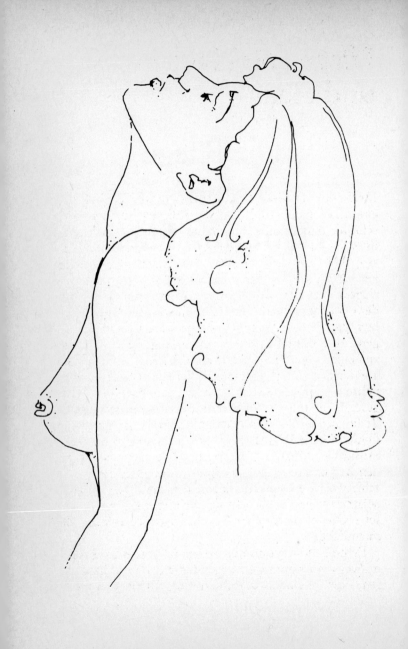

Pflege von Haut und Haar

Ihr Gesicht ist vielleicht nicht Ihr größtes Kapital, aber eine strahlende, gesunde Haut ist Grundbedingung für schönes Aussehen. Viele Frauen verstecken sich unter ihrer Schminke und mögen sich ohne sie nicht sehen lassen. Aber es wird unbedingt Ihr Selbstvertrauen stärken, zu wissen, daß Sie – auch wenn das sorgsam aufgetragene Make-up über Nacht herunterkommt – trotzdem eine gute Hautfarbe und ein schönes Geischt haben, das frei von Pickeln und Mitessern ist und sich angenehm anfühlt. Es dauert nicht lange, und es kostet auch nicht viel Mühe, schön auszusehen – lediglich den kleinen Aufwand, die Haut täglich zu schützen und zu nähren. Wachstums- und Heilungsprozesse der Natur geschehen langsam doch stetig; kontinuierlich werden Zellen neu ersetzt. Im Laufe der Jahre verlangsamt sich dieser Wiederherstellungsprozeß, doch kann die regelmäßige Verwendung ätherischer Öle dazu beitragen, den Beginn dieser ‚Regenerationsmüdigkeit' hinauszuschieben. Weil Frauen allgemein mehr Fettgewebe als Männer haben, absorbiert der weibliche Körper ätherische Öle oftmals schneller und umfassender als der männliche.

Echte Schönheit kommt von innen. Sie läßt sich keineswegs in Crèmetöpfchen kaufen und dann einmassieren, oder in einem Schönheitssalon erstehen. Aber sie kann erworben werden, so wie eine Person sich insgesamt um ihren Gesundheitszustand, ihre Lebenskraft und eine positive Einstellung bemüht. Neben einer gesunden Ernährung bringen ätherische Öle der Haut nach und nach eine Verbesserung ihres Gewebes und ihres äußeren Erscheinungsbildes. Wir brauchen es also nicht bei dem zu belassen, was wir im Spiegel erblicken. Gegen kleine „Schönheitsfehler" läßt sich einiges unternehmen. Ich meine damit keine Schönheitschirurgie, denn ich glaube, daß Falten oder eine zu groß geratene Nase die Attraktivität einer Person wirklich nicht beeinträchtigen können. Schönheit kommt von innen, und es steht in der Kraft eines jeden einzelnen, gesundes, glänzendes Haar, lebendig strahlende Augen und eine insgesamt positive Ausstrahlung zu haben. Für mein persönliches Wohlbefinden ist die Meditation von ganz grundlegender Bedeutung, und sie hat mein Leben in den entscheidenden Punkten verändert. Ich kann den Körper als ein Vehikel betrachten und den Geist oder Verstand als Maschinisten. Es liegt bei uns, unser Fahrzeug einsatzbereit zu machen und zu versorgen, oder es einrosten und in die Brüche gehen zu lassen! Eine in den USA betriebene Untersuchung besagt, daß das, was Männer an einer Frau so interessant und faszinierend finden, nicht ihr Gesicht, ihre Beine oder der Busen sind, sondern die Art, wie sie sich selbst fühlt, wahrnimmt und einschätzt, was sich darin kundtut, wie sie sich nach außen hin gibt. Dazu brauchen Sie das Vertrauen zu sich selbst, das sich mit dem Bewußtsein einstellt, schön auszusehen, sich als sinnliches Wesen wohl zu fühlen, auch wenn Sie vielleicht nicht gerade wie ein Mannequin oder ein Filmstar aussehen. Das ist der Schuß „Sex Appeal", den jeder von uns verwirklichen kann. Schön sein heißt mehr als ein hübsches Gesicht zu haben. Vielleicht haben Sie so etwas wie ein Idol, oder Sie bewundern eine attraktive Persönlichkeit, und doch können Sie niemals *wie* sie aussehen – genauso wenig, wie Sie Ihre Fingerabdrücke verändern können. Jeder ist einzigartig und auf seine Weise besonders. Erst wenn wir akzeptieren, daß wir so abstoßend oder attraktiv sind, wie wir uns selbst erfahren, können wir beginnen, in dieser Beziehung Fortschritte zu machen, und Wunder vollziehen sich nicht über Nacht – auch das dürfen wir nicht vergessen. Wenn ein Auto jahrelang vernachlässigt wurde, ist eine Menge Arbeit notwendig, bevor es wieder fahrbereit zur Verfügung steht, geschweige denn für ein Autorennen. Da ist es doch bei weitem besser, sich beizeiten um seinen Körper zu kümmern, ein Geschenk, das uns nur für eine gewisse Anzahl von Jahren auf diesem Planeten überlassen ist.

Ätherische Öle auf der Haut

Ätherische Öle sind wunderbare Pflegemittel für unsere Haut, vorausgesetzt, man beachtet Folgendes.
– Man vergewissere sich, reine und unverfälschte Essenzen zu erstehen und keinen synthetischen Verschnitt aromatischer Stoffe, die ebenfalls unter der Bezeichnung 'ätherisches Öl' verkauft werden. Um ganz sicher zu gehen, sollten Sie ihren Bedarf bei einer in gutem Ruf stehenden Firma decken.
– Bringen Sie niemals unverdünnt ätherische Öle auf die Gesichtshaut (außer zum Betupfen von Pickeln). Abgesehen davon, daß sie zu konzentriert sind, verteilen sich ätherische Öle besser, wenn sie mit einem Pflanzenöl vermischt sind.

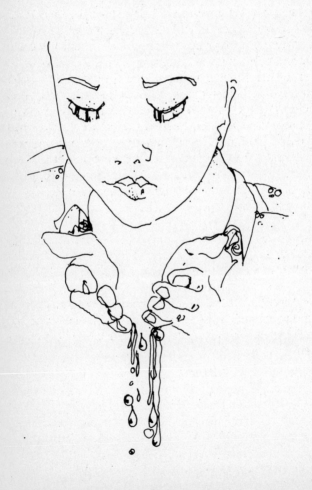

—Mineralische Öle (wie Babyöl) sollten niemals mit ätherischen Ölen vermischt werden. Mineralisches Öl kann von der Haut nur sehr schlecht absorbiert werden, und es kann außerdem die Wirkung der ätherischen Öle beeinträchtigen.

—Ätherisches Öl wird in ein Pflanzenöl gegeben (auch Trägersubstanz genannt). Es eignen sich die Öle von süßen Mandeln, Aprikosenkernen, Sonnenblumensamen, Sojabohnen und Erdnüssen. Olivenöl hat zumeist einen starken Eigengeruch, ist aber für die Haut gut geeignet. Auch Weizenkeimöl kann zu zehn Prozent einer Mischung beigefügt werden und dient der Konservierung, da es viel Vitamin E enthält, ein natürliches Anti-Oxydans. Ist eine Ölmischung dazu bestimmt, innerhalb der nächsten zwei bis drei Tage verbraucht zu werden, erübrigt sich die Zugabe von Weizenkeimöl, es sei denn, Sie wollen damit die nährenden Kräfte der Mixtur noch verstärken.

—Für die tägliche Gesichtsmassage ist eine Mischung, die zu 98 Prozent aus Pflanzenöl und zu zwei Prozent aus ätherischen Ölen besteht, ideal (siehe Seite 125).

—Sollten beim Beimischen der ätherischen Substanzen mehr Tropfen als beabsichtigt in das Basisöl geraten, ist zum Ausgleich einfach der Anteil des Pflanzenöls zu erhöhen.

Die Wirkung ätherischer Öle durch die Haut

Gesichtspflege und Gesichtsmassage mit ätherischen Ölen ist deshalb so effektiv, weil sie nicht nur eine ‚lokale Anwendung' darstellt, sondern eine ganzheitliche Behandlung, die auch auf tiefer liegenderen Ebenen wirksam wird.

Ätherische Öle vermögen aufgrund ihrer Flüchtigkeit die Haut zu passieren und ihren Weg durch die interstitiellen Körperflüssigkeiten wie Blutkreislauf und Lymphgefäßsystem zu nehmen.

Es ist möglich, den Zustand der Haut ganz beachtlich zu verbessern, wenn man jeden Abend vor dem Schlafengehen ein gut zusammengestelltes Öl aufträgt. Eine sanfte Massage mit leichten, aufwärts gerichteten Bewegungen ist alles, was nötig ist, um einen makellosen Teint zu erlangen oder zu erhalten.

Die Behandlung von Akne und Problemhaut in der Pubertät

Pickel und Akne treten allgemein während der Pubertät auf, wenn hormonelle Veränderungen im Körper Substanzen produzieren, die – werden sie nicht über die Nieren ausgeschieden – sich in Leber und Haut ansammeln und auf Gesicht und Nacken nach außen drängen – manchmal auch an anderen Körperstellen. Ich weiß, daß man routinemäßig Antibiotika dagegen verschreibt, aber das, so scheint es mir, heißt Öl ins Feuer gießen. Ich denke und habe erfahren, daß hier der ganze

Körper entgiftet werden muß, und daß dies nur in Kombination einer gesunden Ernährungsweise, blutreinigender Kräuterextrakte und ätherischer Öle zu bewerkstelligen ist, die in die Haut einmassiert und dem Badewasser zugesetzt werden. Der Versuchung, adstringierende Lösungen aufzutragen oder die Pickel auszudrücken, sollte man widerstehen, da diese Maßnahmen den Zustand nicht verbessern, sondern nur die Talgdrüsen zu vermehrter Produktion anregen und dazu beitragen, daß sich die Infektionen weiter ausbreiten.

Öl für fette Haut/Akne-Haut

12 Tropfen Zypressenöl
13 Tropfen Zitronenöl
auf 50 ml pflanzliches Öl

Allabendliche Gesichtsmassagen mit der Aknemischung werden tiefgreifend und umfassend wirksam, da sie die entzündeten Stellen mit einem natürlichen Antiseptikum versorgen und zugleich die Talgabsonderung regulieren.

Ich bin schon oft gefragt worden: „Aber wie kann ein *Öl* von *fettiger* Haut befreien?" Es kann, denn – wie schon an anderer Stelle erklärt – das Pflanzenöl dient nur als Träger und Verteiler, und es sind die ätherischen Öle, die die eigentliche „Arbeit" machen. Sie sind die ‚Akteure im Hintergrund', und der Heilungs- und Normalisierungsprozeß findet statt, während Sie schlafen.

Jeden Abend vor dem Schlafengehen sollte, nach

sorgfältiger Reinigung, ein ordentlicher Schuß der Aknemischung sanft in Gesicht und Nacken einmassiert werden. Nach zehn Minuten legen Sie etwas Zellstoff auf das Gesicht und drücken ihn etwas an. Dadurch wird überschüssiges Öl entfernt, das die Haut nicht absorbiert hat. Eine stark von Akne betroffene Haut wird nicht viel Öl aufnehmen, aber nach einer Zeit regelmäßiger Anwendung wird sich auch diesbezüglich eine Verbesserung einstellen. Erwarten Sie keine makellose Gesichtshaut innerhalb von vierzehn Tagen, sondern fahren Sie jeden Abend mit der Behandlung fort – dann werden Sie auch bald eine Veränderung in Aussehen und Gewebeaufbau bemerken.

Trockene Haut

Heißes Wetter, Krankheit oder unausgewogene Ernährung haben ihre Auswirkungen auf die Haut; sie kann trocken werden und spannen. Man kann es auch sehen, denn trockene Haut wird eher faltig als fettige Haut. Sie bedarf deshalb einer täglichen Nährcrème. Doch Feuchtigkeitspräparate werden einen trockenen Teint nicht dauerhaft beeinflussen, obgleich es nützlich sein mag, sie morgens aufzutragen. Eine spezielle Zusammenstellung ätherischer Öle in Hinblick auf die Pflege und Verbesserung der Hautstruktur sollte jeden Abend vor dem Zubettgehen sanft in Gesicht und Hals einmassiert werden. Bei stark ausgetrockneter Haut kann man die gleiche Mixtur auch morgens, sogar als Make-up-Unterlage, auftragen. Ich persönlich trage sie auf, nachdem ich mein Gesicht mit Rosenwasser erfrischt habe, und solange es noch etwas feucht ist. Das ist dann meine ‚Feuchtigkeitscrème'.

Öl für trockene Haut

10 Tropfen Sandelholzöl
7 Tropfen Geranienöl
3 Tropfen Rosenholzöl
5 Tropfen Ilang-Ilang-Öl
auf 50 ml pflanzliches Öl

Alternde Haut

Mit dem Älterwerden erneuern sich unsere Hautzellen nicht mehr so schnell wie in jungen Jahren. Doch haben einige ätherische Öle die Fähigkeit, die Erneuerungsbereitschaft von Hautzellen anzuregen, und wir könnten sie geradezu als Verjüngungsmittel betrachten.

In diese Kategorie fallen **Neroli, Myrrhe, Rose, Olibanum und Lavendel.** Sie sollten sich Ihr Massageöl nach beistehendem Rezept zusammenstellen und jeden Abend Gesicht und Hals damit behandeln. Während Sie schlafen, tun die Essenzen ihre Wirkung in den tieferliegenden Hautgeweben, und bei regelmäßigem Gebrauch werden Sie nach längerer Anwendungszeit die gute Wirkung bestätigt finden.

Öl für alternde Haut

8 Tropfen Weihrauch oder Myrrhe
14 Tropfen Lavendelöl
3 Tropfen Neroliöl
auf 50 ml pflanzliches Öl

Nachdem das Öl unter Aussparung der Augen in Gesicht und Hals einmassiert wurde, kann man eine **Neroli-Kompresse** anwenden, um die Aufnahme der Öle zu unterstützen. Währenddessen entspannen Sie sich.

Neroli-Kompresse

1 Tropfen Neroliöl
in eine Schüssel mit etwa 1/2 Liter warmem Wasser geben. Baumwoll- oder Frotteestoff darin einweichen, auswringen und als Kompresse auf das Gesicht legen. Für die Nase kann man ein ‚Atemloch' hineinschneiden.

Gesichtswasser

Es ist sehr einfach und auch billig, eigenes Gesichtstonikum selbst herzustellen. Diese Wässerchen sind ideal, um das Gesicht nach der Reinigung oder zwischendurch an einem heißen Sommertag zu erfrischen. Alkohol ist der Haut nicht zuträglich, und man läßt ihn bei der Zubereitung eines Gesichtswassers besser beiseite. Auch Leitungswasser eignet sich nicht, da es zu viele Chemikalien und andere Organismen enthält. Nehmen Sie nach Möglichkeit Quellwasser, man bekommt es auch in Flaschen.

Es ist in letzter Zeit immer beliebter geworden, sich das Gesicht mit Mineralwasser zu besprühen. Ich habe eine Aversion gegen Aerosolsprays und fülle mein Tonikum lieber in einen sauberen, leeren Zerstäuber, mit dem ich mein Gesicht leicht besprengen kann. Das Wasser sollte jeden zweiten Tag erneuert werden.

> **Gesichtswasser für normale und trockene Haut**
>
> 4 Tropfen Geranienöl
> 6 Tropfen Lavendelöl
> auf 50 ml (am besten abgefülltes Quell-)Wasser

> **Gesichtswasser für fettige Haut**
>
> 6 Tropfen Bergamottöl
> 4 Tropfen Lavendelöl
> auf 50 ml (am besten abgefülltes Quell-)Wasser

Gesichtsmasken

Es ist wohltuend, hin und wieder eine Gesichtsmaske aufzutragen, die Unreinheiten von der Hautoberfläche nimmt und die Durchblutung anregt. In Kosmetikgeschäften ist die Auswahl zwar groß, doch es macht auch Spaß, sich eine eigene Maske anzurühren.

Wenn Ihre Haut sehr fettig ist, können Sie die Maske unbesorgt auf ihr trocken werden lassen. Bei trockener Haut sollte sie allerdings nach spätestens zehn Minuten entfernt werden: einen Wattebausch in warmes Wasser halten und damit abwischen. Mit frischer Watte weitermachen, bis das Gesicht wieder frei ist.

Mit etwas Gesichtsmassageöl kann man der Gefahr begegnen, daß die Maske die Haut austrocknet. Oder man gibt ein wenig Rosenparfum hinein.

Gesichtsmaske

1 gehäufter Eßlöffel Kaolin oder Luvos Heilerde
2 Eßlöffel Wasser
1/2 Teelöffel klarer Honig
1 Tropfen Lavendelöl
1 Tropfen Geranienöl

Augenkompressen

Müden, durch verrauchte Luft oder durch Kontaktlinsen strapazierten Augen kann mit einer **Kamillen-** oder **Lavendelkompresse** geholfen werden. Man gebe einen Tropfen des ätherischen Öles in eine Schale mit kaltem Wasser (die ein Fassungsvermögen von einem Liter hat), vermische gut und tauche dann zwei Wattebäusche ein. Sie werden ausgedrückt und auf die Augen gelegt. Während die Kompresse Ihre Augen entspannt und beruhigt, legen Sie sich für zehn Minuten hin.

Körperbalsam

Tun Sie etwas für Ihren Körper, seinen Duft, sein Aussehen – versorgen Sie ihn mit den therapeutischen Kräften der **Rose** und reiben Sie ihn nach dem Baden oder Duschen besonders an Hals, Ellbogen und all den Stellen reichlich ein, die leicht trocken und faltig werden.

Körperlotion

20 Tropfen Rosenöl
5 ml Jojoba
auf 50 ml Mandelöl

Jojoba-Öl

Jojoba-Öl ist keine unbedingt notwendige Zutat, wird aber wegen seiner ungeheuer glättenden und balsamischen Qualitäten hoch geschätzt. Es ist kein pflanzliches Öl, sondern ein flüssiges Wachs, das als Bestandteil eines Massageöls Gesicht und Körper zart und glatt wie Seide macht.

Bis in die heutige Zeit hinein werden Wale ihres Trans (Walrat) wegen gejagt und getötet, der in Kosmetika seiner glättenden, auch emulgierenden Eigenschaften wegen Verwendung findet. Doch es gibt keinen wirklich akzeptablen Grund, ein Wesen der Schönheitspflege zuliebe bis zum Aussterben zu verfolgen. Den gleichen glättenden Effekt für die Haut hat die Jojoba-Nuß. Die Vorzüge der Jojoba sind letzthin wissenschaftlich belegt und bestätigt worden, aber schon vor Jahrhunderten haben amerikanische Indianerstämme Jojoba-Öl sowohl für fettige als auch für trockene Haut benützt — und außerdem zum Schutz und als Festiger für das Haar.

Haarspülungen

Jedes ätherische Öl wird dem Haar in einer abschließenden Spülung nach der Wäsche einen angenehmen, natürlichen Duft verleihen. Darüber hinaus eignen sich einige zur leichten Haartönung. Bereiten Sie einen Krug mit der Rosmarin-Mischung zu, gießen Sie den Inhalt über das noch feuchte Haar, und trocknen Sie es dann wie gewohnt: das gibt dunklem Haar einen tiefen, seidigen Ton.

Haarspülung bei dunklem Haar

3 Tropfen Rosmarinöl
1 Tropfen Rosenholzöl
1 Tropfen Geranienöl
auf 1 Liter Wasser

Für helles Haar wird auf die gleiche Art eine Kamillenspülung zurechtgemischt, die auch nach der Wäsche zur Anwendung kommt. Sie hat eine natürlich aufhellende Wirkung für blondes Haar und pflegt zugleich trockenes, ausgebleichtes Haar.

Haarspülung bei hellem Haar

2 Tropfen Kamillenöl
1 Tropfen Zitronenöl
in eine Flasche mit 1 Liter Wasser geben, gut verschließen und schütteln. Ätherische Öle verteilen sich nicht von selbst im Wasser, sondern müssen durch kräftiges Schütteln fein verteilt werden. Vor der Anwendung nochmal aufschütteln. Bei kurzem Haar verbraucht man nicht den ganzen Liter; die Mischung hält sich ein paar Tage bis zur nächsten Haarwäsche.

Ölbehandlung für geschädigtes Haar

Haar, das unter Sonneneinstrahlung, Dauerwellen oder Bleichen stark gelitten hat, kann durch eine wöchentliche Ölbehandlung stabilisiert werden. Man teilt es dazu mit dem Kamm in Strähnen und trägt an ihnen entlang die entsprechende Mischung auf. Ein ölgetränkter Wattebausch wird in einem Strich die Strähnen entlang bis zu den Haarspitzen geführt.

Wenn alles gut durchtränkt ist, nehmen Sie das Haar oben am Kopf zusammen und wickeln ein Handtuch darum. Wenigstens zwei Stunden sollten vergehen, bevor das Öl wieder herausgewaschen wird.

> **Durch Blondieren und
> Dauerwellen geschädigtes Haar**
>
> 15 Tropfen Rosenholzöl
> 5 Tropfen Geranienöl
> 5 Tropfen Sandelholzöl
> 5 Tropfen Lavendelöl
> 10 ml Jojoba
> auf 50 ml pflanzliches Öl

Kur für fettiges Haar

Stellen Sie die unten angegebene Mischung zusammen und verfahren Sie ansonsten wie bei geschädigtem Haar vorgeschlagen.

> **Behandlung bei fettigem Haar**
>
> 12 Tropfen Bergamottöl
> 13 Tropfen Lavendelöl
> 5 ml Jojoba
> auf 50 ml pflanzliches Öl

Behandlung von Kopfläusen

Das Rezept wird, wie oben beschrieben, angewendet.

> **Behandlung bei Kopfläusen**
>
> 25 Tropfen Rosmarinöl
> 12 Tropfen Eukalyptusöl
> 13 Tropfen Geranienöl
> 25 Tropfen Lavendelöl
> auf 100 ml pflanzliches Öl

Ölkur gegen Schuppen

Stellen Sie die Mischung zusammen und verfahren Sie ansonsten wie oben.

> **Behandlung bei Schuppen**
>
> 10 Tropfen Eukalyptusöl
> 15 Tropfen Rosmarinöl
> 5 ml Jojoba
> auf 50 ml pflanzliches Öl

Haarkur für normales Haar

Um normalem Haar zu wunderschönem Glanz zu verhelfen, nehme man etwas Pflanzenöl guter Qualität, Jojoba-Öl und ein ätherisches Öl persönlicher Wahl (siehe Seite 125). Das Haar wird gut durchmassiert, besonders die Spitzen, die sich gerade bei langem Haar leicht spalten. Man nimmt es oben auf dem Kopf zusammen und wickelt ein Handtuch darum. Nach einer halben bis einer ganzen Stunde kommt das Haarwaschmittel dazu, anschließend wird mit Wasser durchgewaschen. Wenn Sie diese Kur jede Woche einmal anwenden, wird Ihr Haar herrlich glänzend, wie es mit herkömmlichen Präparaten kaum zu schaffen ist.

Schwangerschaft und Geburt

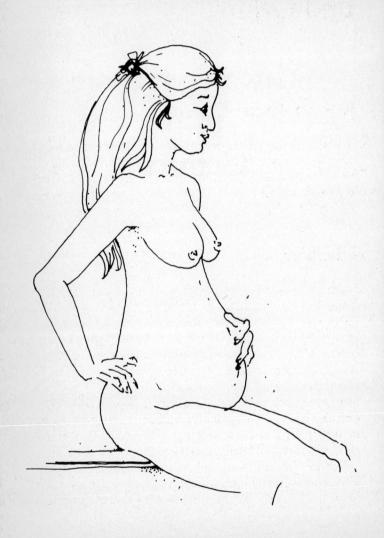

Schwangerschaft und Geburt

Kontra-Indikationen

Bestimmte Öle sollten Sie meiden, wenn Sie schwanger sind oder es vermuten. Es sind dies: Zimtrinde, Basilikum, Poleiminze, Ysop, Myrrhe, Bohnenkraut, Salbei, Thymian und Oregano.

Übelkeit

Im Frühstadium einer Schwangerschaft haben sehr viele Frauen mit morgendlicher Übelkeit zu kämpfen. Man sollte mit der Ernährung achtsam sein und kann sich darüberhinaus außerordentlich gut mit **Pfefferminzöl** behelfen. Man nimmt jede Stunde einen Tropfen in etwas Honigwasser, bis das Befinden besser wird — manchmal genügt schon eine einzige Gabe. Wer Pfefferminztee vorzieht, kann mehrmals täglich eine Tasse davon trinken. In hartnäckigen Fällen können Sie zu einem homöopathischen Mittel greifen und die Magengegend mit **Lavendelkompressen** zu besänftigen suchen.

Schwangere Frauen sind sehr geruchsempfindlich. Während meiner eigenen Schwangerschaften habe ich immer sehr gern frische und wohlriechende Luft um mich gehabt; das wirkt befreiend und öffnend, lädt ein zum Durchatmen. Ich gab ein paar Tropfen meiner Lieblingsessenzen (Bergamotte, Geranie, Lavendel, Rose und Lindenblüte) in eine Schale heißes Wasser und ließ die Dämpfe die Raumatmosphäre durchströmen. Jedes ätherische Öl besitzt antibakterielle Eigenschaften und schützt besser vor der in der Luft befindlichen Bakterienflut, als man sich das bislang vorstellen mochte. In meinen Zukunftsträumen sehe ich aromatherapeutische, antiseptische Raumsprays in Kliniken, Sprechzimmern und überall dort, wo Krankheitskeime nur allzu leicht übertragen werden.

Schwangerschaftsstreifen

Sobald Busen und Bauch an Umfang zunehmen, dehnt sich auch die Haut aus, und zwar ganz gewaltig. Dies kann zu bleibenden kleinen Rissen im Gewebe führen, die man kaum wieder los wird. Deshalb heißt es vorbeugen: reiben Sie sich am besten zweimal täglich mit einem speziellen Massageöl ein. Das Einreiben als solches ist schon angenehm, und ich bin sicher, daß auch das Baby die leicht kreisenden Bewegungen als angenehm empfinden wird. Wer schon Risse im Bindegewebe hat, sei es durch eine vorhergegangene Schwangerschaft oder durch schnelles Abnehmen während einer Fastenkur, kann sich mit der Hoffnung trösten, daß tägliches Einreiben mit **Lavendel** und **Neroli** zumindest eine Besserung herbeiführen wird.

Schwangerschaft und Geburt

Kontra-Indikationen

Bestimmte Öle sollten Sie meiden, wenn Sie schwanger sind oder es vermuten. Es sind dies: Zimtrinde, Basilikum, Poleiminze, Ysop, Myrrhe, Bohnenkraut, Salbei, Thymian und Oregano.

Übelkeit

Im Frühstadium einer Schwangerschaft haben sehr viele Frauen mit morgendlicher Übelkeit zu kämpfen. Man sollte mit der Ernährung achtsam sein und kann sich darüberhinaus außerordentlich gut mit **Pfefferminzöl** behelfen. Man nimmt jede Stunde einen Tropfen in etwas Honigwasser, bis das Befinden besser wird – manchmal genügt schon eine einzige Gabe. Wer Pfefferminztee vorzieht, kann mehrmals täglich eine Tasse davon trinken. In hartnäckigen Fällen können Sie zu einem homöopathischen Mittel greifen und die Magengegend mit **Lavendelkompressen** zu besänftigen suchen.

Schwangere Frauen sind sehr geruchsempfindlich. Während meiner eigenen Schwangerschaften habe ich immer sehr gern frische und wohlriechende Luft um mich gehabt; das wirkt befreiend und öffnend, lädt ein zum Durchatmen. Ich gab ein paar Tropfen meiner Lieblingsessenzen (Bergamotte, Geranie, Lavendel, Rose und Lindenblüte) in eine Schale heißes Wasser und ließ die Dämpfe die Raumatmosphäre durchströmen. Jedes ätherische Öl besitzt antibakterielle Eigenschaften und schützt besser vor der in der Luft befindlichen Bakterienflut, als man sich das bislang vorstellen mochte. In meinen Zukunftsträumen sehe ich aromatherapeutische, antiseptische Raumsprays in Kliniken, Sprechzimmern und überall dort, wo Krankheitskeime nur allzu leicht übertragen werden.

Schwangerschaftsstreifen

Sobald Busen und Bauch an Umfang zunehmen, dehnt sich auch die Haut aus, und zwar ganz gewaltig. Dies kann zu bleibenden kleinen Rissen im Gewebe führen, die man kaum wieder los wird. Deshalb heißt es vorbeugen: reiben Sie sich am besten zweimal täglich mit einem speziellen Massageöl ein. Das Einreiben als solches ist schon angenehm, und ich bin sicher, daß auch das Baby die leicht kreisenden Bewegungen als angenehm empfinden wird. Wer schon Risse im Bindegewebe hat, sei es durch eine vorhergegangene Schwangerschaft oder durch schnelles Abnehmen während einer Fastenkur, kann sich mit der Hoffnung trösten, daß tägliches Einreiben mit **Lavendel** und **Neroli** zumindest eine Besserung herbeiführen wird.

> **Massageöl, um Schwangerschaftsstreifen vorzubeugen**
>
> 20 Tropfen Lavendelöl
> 5 Tropfen Neroliöl (nach Belieben)
> auf 50 ml Weizenkeimöl

Tun Sie etwas für sich!

Wasser ist in jeder Form sehr gut für schwangere Frauen. Trinken Sie viel Mineralwasser, gehen Sie regelmäßig schwimmen und entspannen Sie in aromatischen Kräuterbädern! Hierzu eignet sich fast jedes ätherische Öl, das Sie gerne mögen. **Muskatellersalbei** stärkt Sie mit Durchhaltekräften, besonders gegen Ende der Schwangerschaft, wenn einem jeder Tag wie eine halbe Ewigkeit erscheint.

Wie schon erwähnt, ist **Lavendelöl** von besonders großem Nutzen. Es stimuliert die Produktion weißer Blutkörperchen und veranlaßt sie zur Abwehr einfallender Mikroorganismen wie z.B. Grippeviren. Ich würde wenigstens ein Lavendelbad pro Woche empfehlen. Aber auch andere Kräuterbäder kann man regelmäßig nehmen. Zu den leichten, erfrischenden Zitrusessenzen gehören **Melisse, Bergamotte, Zitrone, Orange und Rosenholz. Sandelholz, Geranie, Rose, Jasmin, Patschuli und Ilang-Ilang** zählen zu den schwereren, süßen Düften.

Es gibt sehr viele verschiedene ätherische Öle, und selbst von den gebräuchlichsten habe ich nur die mir am wichtigsten erscheinenden erwähnt. Beispielsweise ist **Pfefferminze** wunderbar kühlend und eignet sich im Hochsommer für erfrischende Bäder. Zwei bis vier Tropfen reichen: steigen Sie hinein und entspannen Sie sich!

Die Schwangerschaft über sollten Sie sich selbst, ihre eigenen Belange besonders wichtig nehmen. Ihr Gesundheitszustand überträgt sich auf das Baby, das in Ihnen heranwächst, genauso wie Ihre psychische Verfassung. Alles, was Sie essen, trinken und bis zu einem gewissen Grad auch das, was Sie über die Haut zu sich nehmen, beeinflußt Wachstum und Entwicklung des Kindes. Mich erstaunt es immer wieder zu sehen, daß die neun Monate, die es dauert, ein anderes menschliches Wesen soweit heranwachsen zu lassen, daß es selbständig existieren kann, für viele Frauen eine zu lange Zeit sind, als daß sie ohne ihre Gewohnheiten auskommen könnten – selbst dann nicht, wenn sie extrem schädlich sind wie z.B. das Rauchen. Schlechte Angewohnheiten sind ja in der Tat manchmal schwer zu überwinden. Aber ist es nicht den Versuch wert, Gefühle der Niedergeschlagenheit mit **Muskatellersalbei**-Bädern aufzulockern, statt sie mit Alkohol zu betäuben?

Ich erinnere in diesem Zusammenhang auch an die **Nottropfen** der Bach'schen Blütentherapie, die sich in Streßsituationen immer wieder bewähren. Jeder, der instinktiv nach der Zigarette greift, sobald er ärgerlich wird oder sich gehetzt fühlt, kann den Absprung von seinem Mechanismus schaffen, wenn er die Hilfe, die ihm ein Glas Wasser mit den Tropfen bietet, annehmen mag.

Sodbrennen

Ich selbst litt bei jeder meiner Schwangerschaften etwa sechs Wochen lang unter Sodbrennen. Das erste Mal nahm ich **Pfefferminzöl,** das zweite Mal fand ich heraus, daß **Rosenöl** länger vorhielt. Als ich das dritte Mal schwanger war, schlug mein Mann vor, es mit **Sandelholz** zu versuchen, da es ein bitteres Öl ist. Den Geschmack mochte ich nicht, aber es wirkte so gut, daß morgens und abends eine Gabe ausreichte. Da ich nichts Süßes vertrug, nahm ich einen Tropfen direkt auf die Zunge anstatt auf Zucker oder in Honigwasser, obgleich dies normalerweise die beste Methode ist.

Verstopfung

Verstopfung schadet während der Schwangerschaft sowohl der Mutter als auch dem Kind, und braucht nicht sein, wenn man sich vernünftig ernährt. Ich war schon vor der Zeugung meines ersten Kindes Vegetarierin und möchte jedem empfehlen, den Verzehr von Fleisch und Käse einzuschränken. Essen Sie viel frisches Gemüse und Obst, trinken Sie reichlich Mineralwasser und ersetzen Sie Weißmehlprodukte und polierten Reis durch Vollkornbrot und andere vollwertige Getreide.

Streß und Verspannungen können mit zu Verstopfung beitragen; deshalb sind auch entspannende Bäder angeraten.

Jedem, der stark unter Verstopfung leidet, möchte ich eine Massage der unteren Rückengegend mit einer einfachen Ölmischung empfehlen (siehe umstehendes Rezept). Behandeln Sie besonders die Zonen seitlich der Wirbelsäule innerhalb des Beckengürtels. Man kann diese Massage stehender Weise an sich selbst ausführen. Bewegen Sie ihre Fingerspitzen dazu kreisförmig und mit leichtem Druck.

Massageöl bei Verstopfung

20 Tropfen Majoranöl
5 Tropfen Rosenöl
auf 50 ml pflanzliches Öl

Desinfektion von Räumen

Ärzte und Hebammen trugen früher bei Geburten Gazemasken vor dem Gesicht, aber davon ist man abgekommen, da die Masken beim Sprechen oder Husten einfach keinen ausreichenden Schutz bieten. Verströmende ätherische Essenzen dagegen können die Bakterien in der Luft teilweise unschädlich machen. Deshalb sollten Sie eine kleine Schale warmes Wasser mit etwas **Bergamott** oder **Lavendel** neben dem Bett stehen haben – gleich, ob Sie zuhause oder im Krankenhaus entbinden.

Antiseptisches Raumspray

6 Tropfen Bergamott-
      oder Lavendelöl
auf eine Schale mit ca 1/2 Liter Wasser

Wehenmassage

Wenn Sie einen lieben Partner (oder Freundin) haben, der Sie die Zeit der Wehen über unterstützen will, kann er dies sehr gut durch eine kräftige Massage im unteren Rückenbereich tun. Sie wird zwischen den Kontraktionen mit den Handballen ausgeführt. Zur Entspannung und Glättung der Schmerzen in der Muskulatur dient eine einfache Mischung ätherischer Öle (wobei ich annehme, daß die werdende Mutter keine Betäubungsmittel erhalten hat). Diese Massage muß – besonders, wenn die Wehen überdurchschnittlich lang dauern – nicht ununterbrochen ausgeführt werden, sondern nur hin und wieder, wenn der Gebärenden danach zumute ist. Meine erste Geburt dauerte siebenundzwanzig Stunden, und nachher war mein Mann fast erschöpfter als ich! Ich bin jedoch nach wie vor davon überzeugt, daß alle davon profitieren, wenn Sie ohne den üblichen ‚Medikamenten-Cocktail' auskommen: das Kind, Sie selbst und vor allem die liebevolle Verbindung, die von nun an zwischen Ihnen bestehen wird.

Massageöl während der Wehen

14 Tropfen Muskatellersalbeiöl
5 Tropfen Rosenöl
6 Tropfen Ilang-Ilang-Öl
auf 50 ml pflanzliches Öl

Erleichterung der Schmerzen

Es gibt viele gute Bücher, die die richtigen Übungen zur Entspannung oder Dehnung bestimmter Muskelpartien erläutern. Regelmäßiges Üben ist eine unschätzbare Hilfe für eine glückliche Geburt. Es gibt aber einen Muskel, den man nicht im voraus trainieren kann, und das ist die Muskulatur des Gebärmutterhalses. Um den Kopf des Kindes passieren zu lassen, muß er sich dehnen, was mit Schmerzen verbunden ist. (Schließlich hat er neun Monate lang dafür gesorgt, daß das Baby nicht aus der Gebärmutter herausrutschte.) Während dieser Phase half mir mein Mann mit einer handwarmen **Muskatellersalbei**-Kompresse, Calendula-Tinktur tut hier auch gute Dienste, die auf den Unterbauch, gerade oberhalb des Schamhaars gelegt wird. Die Schmerzen ließen unglaublich schnell nach, so daß ich ein anderes Schmerzmittel weder brauchte noch wollte. Allerdings läßt sich diese Kompresse nur im Liegen anwenden, und ich weiß, daß viele Frauen eine andere Position vorziehen. Die Kompresse sollte, sobald sie abkühlt, erneuert werden, und so ist es nicht nötig, sie mit trockenen Tüchern zu bedecken. Als Alternative zu dem Umschlag kann man auch eine leichte Massage mit **Muskatellersalbeiöl** ausführen.

Nach der Geburt

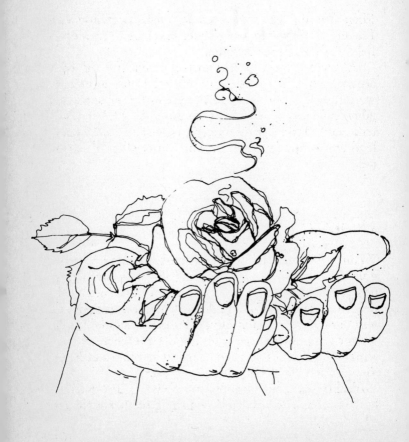

Nach der Geburt

Mich erstaunt es immer wieder, daß Tausende von Frauen aus Gründen mangelnder Hygiene an Kindbettfieber haben sterben müssen.

Da ich die antiseptischen und schützenden Kräfte der ätherischen Öle kenne, kann ich mich nur wundern, warum man sie nicht auch bei Geburten einsetzt. Es gibt keine Probleme mit unerwünschten Nebeneffekten, und in ihrer verdünnten Form wirken die Öle heilend und schützen die Haut vor bakteriellen Infektionen.

Dammriß

Wenn bei Ihnen ein Dammschnitt gemacht werden mußte, oder es ist sogar zu einem Riß gekommen, können Sie die Heilung mit Sitzbädern unterstützen. Als Beigabe eignen sich **Zypressenöl**, das adstringierend wirkt und die verletzten Blutgefäße dazu veranlaßt, sich wieder zusammenzuschließen, und **Lavendelöl** wegen seiner heilungsfördernden Eigenschaften. Letzteres fördert auch das Wachstum neuer Haut.

Ideal ist dazu eine neue Plastikschüssel oder -wanne. Ich selbst habe nach jedem Gang zur Toilette ein kleines

Sitzbad genommen. So verheilt die Dammhaut sehr viel schneller, und das Sitzen wird wieder erträglich.

Sitzbad bei Dammriss oder -schnitt

2 Tropfen Zypressenöl
3 Tropfen Lavendelöl
auf eine große Schüssel Wasser oder in die viertel gefüllte Badewanne

---

Entzündete Brustwarzen

Vorbeugen ist besser als Heilen: Vorsichtsmaßregeln für den Ansturm eines hungrigen Kindermundes sind dringend zu empfehlen, damit das Stillen nicht zur Qual oder zur Unmöglichkeit wird. Ich kenne einige Frauen, die gerne stillen wollten, es aber wegen zu großer Schmerzen oder Blutungen nicht mehr tun konnten. Die meisten ätherischen Öle sind zu stark für diese empfindliche Hautpartie und wären auch für das Baby nicht angenehm zu schmecken. Ein verdünntes **Rosenöl** dagegen kann Ihren entzündeten Brustwarzen nur gut tun und wird auch dem kindlichen Organismus nicht schaden.

Massageöl bei wunden Brustwarzen

1 Tropfen Rosenöl
auf 20 ml süßes Mandelöl

Depressionen im Wochenbett

Drei bis vier Tage nach der Geburt, wenn der Milchfluß einsetzt, kommt es häufig zu Depressionen, die mit Umstellungen im körperlichen Hormonsystem einhergehen. Die meisten Frauen neigen für ein paar Tage zu Tränen und Niedergeschlagenheit, erholen sich dann aber wieder rasch. Manche leiden monatelang an diesem Gefühl, das auch die Aufnahme einer liebevollen Beziehung zu ihrem Kind stört. Ich selbst fiel von einem euphorischen Hoch in ein bodenloses Loch der Trauer, konnte auch mit meinem Mann nicht mehr darüber reden und hatte das Gefühl, mich scheiden lassen zu müssen (was mit einer drei Tage alten Tochter nicht unbedingt die beste Lösung ist). Statt darauf einzugehen, bereitete mir mein Mann ein Kräuterbad mit **Jasmin**. Ich begann sofort, mich besser zu fühlen, und als ich mich anschließend schlafen legte, träufelte ich einen Tropfen **Jasminöl** auf den Kopfkissenrand. Auf diese Weise wurde ich meine Depressionen endgültig los, und ich war wieder offen und fröhlich wie früher.

Wenn **Jasminöl** nicht zur Verfügung steht, tun auch **Ilang-Ilang** oder **Muskatellersalbei** gute Dienste.

Zu wenig Milch

Normalerweise setzt die Milchbildung spontan nach der Geburt ein und steigert sich noch mit dem Saugreiz: eine Angelegenheit von Angebot und Nachfrage. Manchmal scheint die Milch aber trotzdem nicht zu reichen, um den Hunger des Babys zu stillen. Die Mutter sollte auf ihre Ernährung achten und sich genügend Ruhepausen gönnen. Schon die Angst, den Bedürfnissen des Kindes nicht nachkommen zu können, kann den Milchfluß unterbrechen.

Sie nehmen dann am besten alle zwei Stunden zwei Tropfen **Fenchelöl** in etwas Honigwasser. Dieses Rezept hat mir sehr gut geholfen, als auch mein Milchfluß für einige Tage sehr nachließ. Fenchelöl steigert die Milchproduktion – sogar bei Kühen soll es wirken!

Mastitis

Mastitis bedeutet soviel wie ‚Entzündung der Mammarien', der Brüste. Wenn die Brust nicht ganz geleert wurde oder einer der Milchkanäle nicht frei ist, kommt es leicht zur Ansiedlung von Bakterien. Deshalb ist Sauberkeit hier so wichtig. Eine Brustdrüsenentzündung kann sehr schmerzhaft sein.

Sollte es doch einmal dazu gekommen sein, reduziert man als erstes die Hitze mit Kompressen von **Lavendel, Geranie** und **Rose**. Sollte die Temperatur erhöht bleiben oder weiter steigen, gehen Sie zum Arzt.

Falls es nachts sehr schlimm wird, und Sie mit dem Arztbesuch trotzdem bis zum Morgen warten wollen, können Sie folgendes probieren: Alle zwei Stunden ein **Eukalyptus-Fußbad,** ansonsten die Brustwickel; bleiben Sie im Bett, aber decken Sie sich nicht zu reichlich zu. Die Umschläge können circa stündlich erneuert werden – die Brustwarzen vor dem Stillen vorsichtig waschen! Wenn Sie sich durch das Fieber nicht zu schwach fühlen, sollten Sie in angenehm temperiertem Wasser ein **Lavendelbad** nehmen.

Mit Mastitis müssen Sie auch rechnen, wenn Sie zu abrupt mit dem Stillen aufhören!

Kompresse bei Mastitis

1 Tropfen Geranienöl
1 Tropfen Lavendelöl
2 Tropfen Rosenöl
auf 3/4 Liter kaltes Wasser

Müdigkeit

Viel Ruhe und eine gesunde Ernährung tragen zum Aufbau der Kräfte nach einer Geburt bei. Allerdings nimmt ein Säugling wenig Rücksicht auf die Nachtruhe seiner Mutter. Morgens können Sie sich mit **Rosmarin-Bädern** aufmuntern. Doch bei chronischer Müdigkeit und Energielosigkeit würde ich vorschlagen, daß Sie sich beim Homöopathen oder Akupunkteur behandeln lassen.

Eine Geburt bedeutet eine gewaltige physische Anstrengung — deshalb wird Ihnen jetzt mehr denn je eine Massage mit ätherischen Ölen guttun. Behandeln Sie vor allem Rücken und Beine mit demMassageöl auf S. 53. Sie werden sich danach wieder energievoller fühlen.

Heilmittel bei Kinderkrankheiten

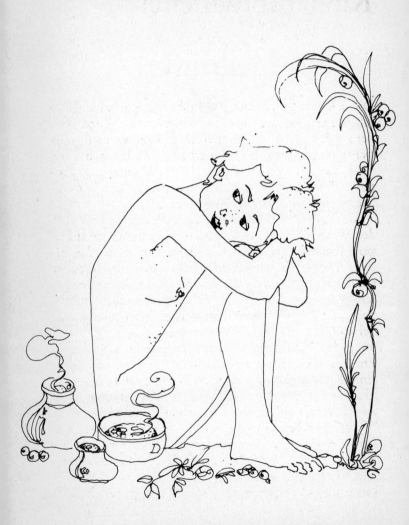

Heilmittel bei Kinderkrankheiten

Die Erfahrungen, die ich hier beschreibe, gehen auf verschiedene Krankheitsgeschichten meiner eigenen Kinder zurück. Wenn ich mir bei einer Diagnose nicht ganz sicher bin, befrage ich immer den Arzt. Ich habe aber noch niemals Verordnungen für Medikamente akzeptiert, ohne es vorher mit ätherischen Ölen und homöopathischen Heilmitteln versucht zu haben.

Ich lege niemandem nahe, er solle ärztlichen Rat in den Wind schlagen und ernstliche Erkrankungen auf eigene Faust behandeln. Ich stelle mir aber vor, daß Eltern, die wie ich das Gefühl haben, daß die leichtfertige Gabe von Antibiotika für ihre Kinder nicht immer gut sein kann und stattdessen lieber ganzheitlich behandeln, aus diesem Kapitel eine Menge Anregungen entnehmen können. Antibiotika, diese magische Erfindung des frühen zwanzigsten Jahrhunderts, haben in Einzelfällen sicher durchaus ihren Sinn: als ich selbst einmal schwer krank war, war ich froh, daß es Antibiotika gab, aber das war das einzige Mal innerhalb von zwölf Jahren, daß ich sie wirklich gebraucht habe.

Jede Verordnung, die ich in diesem Kapitel beschreibe, habe ich an meinen eigenen Kindern oder an Kindern meiner Freunde erprobt. Ich weiß, daß ätherische Öle heilend wirken, und oft ist keine weitere Medikamentengabe notwendig. Trotzdem möchte ich noch einmal darauf hinweisen, was für eine wertvolle Hilfe für eine Mutter kleiner Kinder einige Grundkenntnisse der Homöopathie bedeuten.

Die wichtigsten homöopathischen Mittel, ätherischen Öle und Blütenheilmittel nach Dr. Bach habe ich immer vorrätig. Mit den Jahren habe ich viele Erfahrungen gesammelt, um mich und meine Familie erfolgreich zu behandeln. Allerdings ist die richtige Diagnose sehr wichtig, und im Zweifelsfalle sollte man doch den Arzt oder Heilpraktiker hinzuziehen.

Die beste Krankenschwester sind Sie selbst

Ihr Kind ist bei Ihnen zu Hause am besten versorgt: Sie können ihm die Liebe geben, die es braucht, und die Sicherheit im Familienkreis, die für ein krankes Kind so wichtig ist. Alles, was Sie brauchen, sind ein paar Grundkenntnisse auf medizinisch-pflegerischem Gebiet, viel Geduld und das Vertrauen darauf, daß Sie helfen können.

Nach meinem Dafürhalten sind Kinder lebenssprühende, grundsätzlich gesunde Wesen, und mit der richtigen Unterstützung während eines akuten Infektes werden sich die körpereigenen Abwehrmechanismen einschalten und auf gesunde Weise gegen die eindringenden Krankheitserreger angehen. Ich kann nicht einsehen, warum kleinen Kindern jedesmal gleich Antibiotika verschrieben werden sollen. In schweren Fällen können sie gute Dienste tun, ja sogar Leben retten, aber als Routinemittel sind sie blinde Zellenzerstörer, die keinen Unterschied zwischen „gut" und „böse" machen. Werden sie zu oft verabreicht, können wir damit die Selbstregulierungsmechanismen und damit die Gesundheit unserer Kinder gefährden. Alles hat seinen Platz – auch die Antibiotika: sie gehören in die Reserve für den Fall, daß ein starkes Medikament gebraucht wird.

Trockene Haut bei Neugeborenen

Als mein Sohn geboren wurde, hatte er trockene, pickelige Haut und sah einem schönen, doch recht „alten Mann" gleich. Ich wollte kein Öl auf Mineralölbasis anwenden, denn die üblichen Babyöle auf Mineralbasis sind gut gegen einen wunden Po, aber nicht zur Behandlung von trockener Haut. Benutzen Sie stattdessen die untenstehende Mischung.

Babyhaut ist sehr empfindlich, so daß ich den Gebrauch ätherischer Öle grundsätzlich nicht empfehle, es sei denn eine kleine Zugabe **Rosenöl** – natürlich stark verdünnt. Ich mochte dies lieber als die herkömmlichen Crèmes und Puder, schon wegen des lieblichen Duftes.

Massageöl bei trockener Haut des Säuglings

1 Tropfen Rosenöl
auf 50 ml süßes Mandelöl

Bauchkoliken

Wenn man dreimal nachts zum Wickeln und Füttern aufstehen muß, ist das auszuhalten – was aber, wenn ein Säugling die halbe Nacht über ununterbrochen vor Bauchweh schreit? Was Sie auch unternehmen, nichts scheint zu helfen, und so wandern Sie im Zimmer auf und ab, bis das kleine Wesen wieder in den Schlaf fällt. Koliken halten oft mehrere Wochen an, und dann sind alle Beteiligten entnervt. Nachdem ich herausgefunden hatte, daß die übliche Kolikarznei mein Kind nur für etwa eine Stunde besänftigte, entschied ich, daß es all den Zucker, den dieses Mittel enthielt, nicht mehr konsumieren sollte. Ich bereitete eine warme **Kamillenkompresse.** Kamillenöl* habe ich deshalb gewählt, weil es eine sehr beruhigende Wirkung hat. Man gibt einen Tropfen davon in eine Schüssel mit warmem Wasser, rührt kräftig um und gibt dann ein Handtuch hinein, wringt es aus und legt es auf den Bauch des Babies, ein kleines trockenes Tuch obenauf, denn das Baby muß warm bleiben, wenn der Umschlag auf dem Bauch liegt. Nach etwa einer halben Stunde – oder wenn das Kind einschläft – kann der Umschlag heruntergenommen werden.

Kompresse bei Bauchschmerzen

1 Tropfen Kamillenöl
auf 1 Liter warmes Wasser gut verteilen

---

*Kamille gehört zu den teureren Ölen, und obgleich es unübertroffen ist, würde sich für diese Behandlung als nächstbestes Geranie anbieten.

Versuchen Sie niemals, mehr ätherisches Öl beizugeben, weil Sie meinen, es wirke dann schneller oder besser. Das tut es nicht. Babyhaut ist sehr empfindlich, daran müssen Sie bei der Dosierung immer denken.

Hitzepickelchen

Heißes Wetter kann Säuglingen stark zusetzen, und das äußert sich außer durch Schreien oft in kleinen roten Hitzepickelchen im Gesicht. Man zieht das Kind aus und läßt es sich langsam abkühlen. Ein handwarmes Bad mit einem Tropfen **Lavendelöl** wirkt kühlend und beruhigend zugleich.

Nasenbluten

Kleine Kinder bekommen beim Anblick ihres eigenen Blutes meistens einen Schreck oder reagieren sogar hysterisch. Auch hierbei hilft Lavendel. Ein bis zwei Tropfen **Lavendel-** oder auch **Zypressenöl** werden in eine kleine Schüssel mit kaltem Wasser gegeben und gut vermengt. Man tränkt einen Waschlappen damit, wringt ihn gut aus und plaziert ihn über dem Nasenbein: So kommt die Blutung schnell zum Stillstand, und der kleine Patient wird durch die beruhigenden Eigenschaften des Lavendels schnell beruhigt.

Zahnschmerzen

Kinder, die viele Süßigkeiten essen, werden natürlich leichter einmal mit Zahnweh zu tun haben als andere. Wenn der Zahnarzt nicht sofort einen Termin frei hat, man einen oder zwei Tage warten muß, können die Schmerzen bei älteren Kindern mit einem Tropfen **Nelken-** oder **Pfefferminzöl** gelindert werden. Man beträufelt einen Wattebausch oder ein Wattestäbchen und betupft damit die entsprechende Stelle. Wegen ihrer Geschmacksintensität eignen sich diese Essenzen nicht so gut für kleine Kinder, die dann besser eine **Lavendelkompresse** erhalten.

Zahnenden Babies ist mit einem Tropfen **Lavendel- oder Kamillenöl** auf dem Kopfkissenrand geholfen. Man kann auch die Strampelhose damit beträufeln, so daß der Duft dem Baby in die Nase steigen kann — auch das wirkt beruhigend.

Ohrenschmerzen

Ständig wiederkehrende Ohrenschmerzen waren in meiner Kindheit ständiger unangenehmer Begleiter. Die üblichen Hausmittel, die mir außerordentlich unangenehm in Erinnerung geblieben sind, haben fast immer versagt. Und ich wünschte mir heute, meine Mutter hätte damals schon die Wirkweise des Lavendels gekannt. Man gebe einen Tropfen **Lavendelöl** auf einen kleinen Wattebausch, den man vorsichtig in der Ohrmuschel unterbringt. Die heilenden Düfte finden ihren Weg durch die Gehörgänge ins Innere und lindern wunderbar den Schmerz.

Erkältungen

Bei den ersten Anzeichen einer Erkältung bringe ich meine Kinder zu Bett und gebe auf jede Seite des Kopfkissens einen Tropfen **Eukalyptusöl**. Oft reicht das schon aus, um eine anrückende Erkältung abzuwehren. Da Milch und andere Molkereiprodukte als stark schleimbildend bekannt sind, streicht man sie besser vom Speisezettel, bis die Erkältung abgeklungen ist.

Reizbarkeit / schlechte Laune

An manchen Tagen sind Kinder — wie Erwachsene übrigens auch — wenn sie beispielsweise schlecht geschlafen haben, einfach mürrisch, empfindlich oder massig, es ist die altbekannte „Ich will heute aber nicht"-Stimmung. Anstatt in endlose Diskussionen oder Predigten zu verfallen, bereite ich dann ein Bad mit **Muskatellersalbei**. Diese Essenz entspannt und lockert das Gemüt wieder auf, vertreibt Niedergeschlagenheit und schlechte Laune, das Kind steigt „lächelnd" aus der Wanne und der „eigentliche Tag" kann beginnen.

Fieber

Wenn die Körpertemperatur weit über das Normale hinaus steigt, kann man versuchen, dem Kind mit einfachen Mitteln Erleichterung zu verschaffen, auch ohne zu fiebersenkenden Medikamenten zu greifen. Ein angenehm temperiertes Bad mit drei bis vier Tropfen **La-**

vendelöl kühlt und besänftigt das Kind, so daß es wieder gut einschlafen kann. Bei über 40°C sollte der Arzt hinzugezogen werden, alles andere läßt sich mittels der ätherischen Öle eindämmen. Meinem stark fiebernden Sohn – er war damals erst ein Jahr alt – konnte ich mit **Eukalyptus-Umschlägen** (zwei Tropfen der Essenz auf eine Schüssel kaltes Wasser) wunderbar helfen. Sie wurden um die Füße gewickelt und jedesmal erneuert, sobald sich der Stoff warm anfühlte. Auf diese Weise konnte das Fieber in kurzer Zeit auf ein erträgliches Maß reduziert werden.

Windpocken

Sobald die Pöckchen sichtbar werden und der Virus identifiziert ist, kann man mit homöopathischen Mitteln versuchen, den Krankheitsverlauf abzumildern. Auf diese Weise sind die Windpocken oft schon nach einer Woche leicht abgeklungen. Was bleibt, ist das Problem, wie man das Kind vom Kratzen abhält. Das kann zu lebenslangen Narben führen und ist doch so schwer zu unterbinden.

Jedes meiner Kinder hat die Windpocken durchgemacht. Ich versorge sie mit homöopathischer Arznei und tupfte die Haut mit **Pfefferminzlotion** ab, da ich die Kinder nicht baden wollte, auf das Pfefferminzöl wegen seiner kühlenden und schmerzlindernden Eigenschaften aber nicht verzichten mochte.

Auf eine Ein-Liter-Flasche Wasser gibt man einen Tropfen **Pfefferminzöl**, schüttelt kräftig durch, gießt die Hälfte weg, füllt wieder mit Wasser auf und schüttelt nochmals. Das gleiche wird noch einmal wieder holt, so daß man schlußendlich ein Mischungsverhältnis von 1/4 Tropfen Pfefferminzöl auf 1 Liter Wasser erhält. Davon trägt man mit einem Wattebausch immer wieder etwas auf die Pöckchen auf: das Jucken nimmt spürbar ab, und der kleine Patient findet schnell Erleichterung. Für Erwachsene gilt das gleiche – nur fügen sie besser noch einen Tropfen **Geranienöl** zu der Lotion hinzu.

Lotion bei Windpocken

1 Tropfen Pfefferminzöl
auf 1 Liter Wasser.
In eine Flasche geben, gut verschließen und kräftig durchschütteln. Die Hälfte ausschütten und wieder gut schütteln. Wenn Sie das Gleiche noch einmal wiederholen, erhalten Sie zum Schluß ein Mischungsverhältnis von 1/4 Tropfen Öl auf 1 Liter Wasser.

Krupp / Keuchhusten

Solche schwereren Erkrankungen der Atemwege sind meistens sowohl für die Eltern als auch für ihr Kind furchterregend, weil sie mit Atemnot und Erstickungsanfällen einhergehen. Dampfinhalationen werden dem Kind helfen, freier zu atmen. Auf heißes Wasser gibt man am besten ätherische Öle mit krampflösenden Eigenschaften wie beispielsweise **Basilikum, Muskatellersalbei, Zypresse, Eukalyptus, Ysop, Wacholder, Lavendel** und **Rosmarin**. Ein bis zwei Tropfen jeweils einer dieser Essenzen reichen aus, die Atemluft mit heilsamen Wirkstoffen anzureichern. Ein Brustwickel mit **Zypressen-** oder **Lavendelöl** unterstützt den Genesungsprozeß. Er wird mit warmem Wasser bereitet und mit einem trockenen Frottiertuch abgedeckt. Sobald der Umschlag abkühlt, nimmt man ihn herunter oder ersetzt ihn durch eine neue, warme Kompresse. Solch eine schwere Krankheit fordert die Eltern darin, selbst ruhig und entspannt zu bleiben, denn nur eine ruhige Mutter kann dem Kind helfen, auch ruhig zu bleiben – das ist besonders bei spastischen Problemen wichtig.

Asthma

Meine Kinder hatten niemals asthmatische Beschwerden, obgleich mir dies von Ärzten prophezeit worden war, da mein Sohn unter Ekzemen litt, und hier Zusammenhänge bestehen. Ich habe allerdings auch niemals Cortison und ähnliche Salben verwendet, die den Ausschlag unterdrücken und die Haut vorübergehend glätten, aber nichts gegen die eigentliche Ursache ausrichten. Meistens liegt eine Allergie, eine übersteigerte Abwehrreaktion zugrunde, die nur sehr langsam und mit viel Geduld abgebaut werden kann. Wenn ich auch Gefahr laufe, orthodoxe Gemüter zu Widerspruch zu reizen, möchte ich Eltern dringend raten, bei einem guten Homöopathen Hilfe zu suchen, denn gerade diese Krankheiten sind nur auf feinstofflichen Ebenen erreichbar.

Schmerzende Beine

Wenn Ihr Kind nachts weinend aufwacht und über Schmerzen in den Beinen klagt, wird es sich durch die Information, das seien eben Wachstumsschmerzen, nur schwer trösten lassen. Meistens ist die Wadenmuskulatur betroffen (z.B. durch Krämpfe). Warum manche Kinder davon betroffen sind und andere davon verschont bleiben, ist mir niemals so richtig klar geworden. Ich verabreiche ein homöopathisches Mittel und massiere die Beine von den Knöcheln bis zu den Knien mit einer einfachen Ölmischung, die ich für solche Fälle bereithalte. Nach einer Viertelstunde ist die gestörte Nachtruhe dann meistens wieder hergestellt.

Massageöl bei schmerzenden Beinen

15 Tropfen Lavendelöl
10 Tropfen Rosmarinöl
auf 50 ml pflanzliches Öl

Bauchweh

Bei meinen Kindern stellen sich Bauchschmerzen meistens dann ein, wenn sie zu einer Geburtstagsfeier eingeladen waren: Süßigkeiten, die es bei uns nur ab und zu gibt, stehen mit einem Mal in Hülle und Fülle zur Verfügung, und welches Kind kann da widerstehen? Meistens fangen die Kinder an, über Schmerzen zu klagen, sobald sie schlafen gehen sollen. Ich gebe ihnen dann ein Glas Honigwasser mit einem Tropfen **Pfefferminzöl**.

Bei starkem, krampfartigem Bauchweh hilft untenstehender Umschlag mit **Kamillenöl**.

Kamillen-Kompresse

1 Tropfen Kamille
in 1 Liter warmes Wasser geben und gut verrühren.

Kinderkrämpfe

Wenn ein Kind Krämpfe hat, muß der Arzt geholt werden. In der Zwischenzeit ziehen Sie das Kind aus und legen es ein paar Minuten in ein handwarmes **Lavendelbad**. Mit der einen Hand können Sie den Kopf stützen, mit der anderen spülen Sie ständig Wasser über den Körper. Wickeln Sie ihr Kind dann in ein großes Badetuch. Die Krämpfe können einem Angst einjagen, und ich empfehle allen Eltern, in solch einem Fall die Nottropfen aus der Blütentherapie einzunehmen.

Starke Kopfschmerzen

Schwere Kopfschmerzen haben Kinder eigentlich nie; es sei denn, sie sind sehr krank, haben beispielsweise eine Gehirnhautentzündung, einen Sonnenstich oder Gehirnerschütterung. Deshalb sollte dann sofort der Arzt verständigt werden.

Bis der Arzt kommt, kann man ein homöopathisches

Mittel verabreichen (was der folgenden ärztlichen Behandlung in keiner Weise im Wege stehen wird), und eine **Geranienkompresse** auf die Stirn legen, um Schmerz und Unruhe zu lindern.

Kopfläuse

Wenn Sie Kinder im Schul- und Kindergartenalter haben, werden Sie mit den gefürchteten Kopfläusen sicher schon Bekanntschaft gemacht haben. Sie haben sich in den letzten Jahren nämlich wieder stärker verbreitet, und da sie so schnell überspringen, ist bald die ganze Familie davon betroffen. Ich entschloß mich zu einer Kur mit ätherischen Ölen, die mir mein Mann empfohlen hatte.

Das Haar wird von der Stirn bis zum Nacken mit einem Stielkamm in Strähnen aufgeteilt. Die freiliegende Kopfhaut und die Haarwurzeln reibt man mit der umstehend beschriebenen Ölmischung ein, und verteilt es auch auf dem Rest des Haares. Bei den langhaarigen Mädchen türmte ich es oben auf dem Kopf zu einem Berg auf und umwickelte ihn dann mit einem langen Stück Haushaltsfolie (zum Einwickeln von Lebensmitteln). Auch auf die Stellen hinter den Ohren achten! Meine Sprößlinge machten für ein paar Stunden als ‚Marsmenschen' die Gegend unsicher und ließen von daher die Behandlung ohne Murren über sich ergehen. Als die Haftfolie über dem Waschbecken entfernt wurde, war mit ihr das Ärgste beseitigt. Es folgte eine gründliche Haarwäsche. Wie bei allen Ölbehandlungen muß zuerst das Haarwaschmittel aufgetragen werden, dann erst kommt Wasser hinzu. Nach der Wäsche kämmte ich das Haar mit einem feinzinkigen ‚Nissenkamm' durch, um eventuell noch festsitzende Eier zu entfernen. Drei Tage später wiederholte ich die ganze Prozedur. Das Ergebnis war, daß meine Kinder nicht nur die Läuse los waren, sondern auch wunderbar glänzendes, kräftiges Haar hatten. Damals gingen die Kopfläuse in allen Schulen der Gegend um, und eine meiner Bekannten versuchte, ihnen mit einem chemischen Mittel den Garaus zu machen. Später erzählte sie mir, daß es sogar zu Haarausfall gekommen sei. Außerdem habe ihr Sohn wegen des üblen Geruchs zwei Tage lang die Schule nicht besuchen können.

Ekzeme

Im Fall eines kindlichen Ekzems rate ich nicht zu ätherischen Ölen, weil die Haut zu empfindlich reagiert. Meiner Erfahrung nach kommt man hier mit einer homöopathischen Behandlung am weitesten, sollte aber unbedingt den Rat eines Spezialisten einholen. Gegen den ständigen Juckreiz empfehle ich eine milde Calendula-Salbe und innerlich die Nottropfen aus der Bach'schen Blütentherapie.

Innere Unruhe

Erwachsene sind nicht die einzigen, die einer bevorstehenden Einladung zuweilen mit frohem Bangen und nervöser Gespanntheit entgegensehen. Ein kurzes Bad mit zwei Tropfen **Geranienöl** entspannt und nimmt das ungute oder „überdrehte" Vorgefühl. Es ist auch ganz einfach, für ein kleines Mädchen etwas Parfum herzustellen, das man ganz auf seine persönliche Eigenart abstimmen kann.

Kinderbad

1 Tropfen Geranienöl
1 Tropfen Orangenöl
im warmen Badewasser gut vermengen

Kinderparfum

1 Tropfen Geranienöl
1 Tropfen Orangenöl
auf 5 ml Jojoba-Öl

Behandlungsmethoden

Raumspray

Statt zur Spraydose zu greifen, kann man mittels eines Zerstäubers, wie er zum Besprengen von Zimmerpflanzen Verwendung findet, sein eigenes, umweltfreundliches Raumspray herstellen. Die Essenzen können auch in eine kleine Schale mit warmem Wasser gegeben und beispielsweise auf einen Heizkörper gestellt werden.

Kompresse

Das ätherische Öl wird in Wasser erst gut verschüttelt – dann kann man ein Stück Stoff damit tränken: ein Taschentuch oder einen Waschlappen auf die Stirn, einen Wattebausch als Augenkompresse, ein kleines Gästehandtuch bei Bauchschmerzen usw.

Sitzbad

Schön ist für diesen Zweck eine Plastik-Schüssel von entsprechender Größe – sonst füllt man die Badewanne ein paar Zentimeter hoch mit Wasser, gibt die gewählten Essenzen hinein und verteilt sie gut, bevor man sich hineinsetzt.

Scheidenspülung

Eine Plastikdusche oder ein Einlauf sind beim Apotheker erhältlich. Auch hier gilt: die ätherischen Öle müssen erst fein verteilt werden, am besten in warmem Wasser.

Honigwasser

Ätherische Öle nimmt man innerlich am besten in Honigwasser: einen Teelöffel voll Honig in eine Tasse warmes Wasser geben und unter Rühren auflösen. Die Essenzen hinzufügen.

Inhalation

Auch hierfür gibt es beim Apotheker spezielle Vorrichtungen, nicht teuer und doch sehr praktisch. Man kann das Öl (ca. 10 Tropfen) auch in eine Schüssel mit heißem Wasser geben und sich ein Handtuch über den Kopf legen, während man die Dämpfe einatmet.

Massageöl

Das Mischungsverhältnis ist gewöhnlich 2 % ätherisches Öl auf 98 % Pflanzenöl, d.h. 40 Tropfen auf 100 ml. Wegen seiner weich und geschmeidig machenden Eigenschaften läßt sich auch etwas Jojoba hinzufügen.

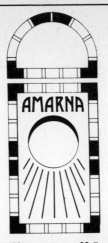

Körperöle
mit
feinstofflicher Wirkung

Chakraöle

Massageöle

Sternzeichenöle

Informativer Gesamtprospekt:

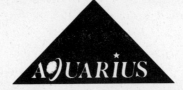

„Nützliches für's Neue Zeitalter"

Crailsheimer Str. 1, D-7184 Kirchberg/J. Tel. 07954-222

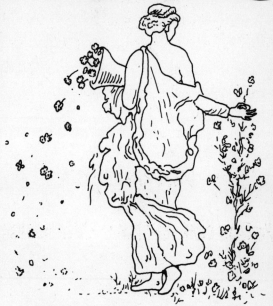

PRIMAVERA

Heilen – Körperpflege und
Wohnklimaverbesserung
Alles für die Aromatherapie

Natürliche ätherische Öle – 100% rein
Körperöle wie Jojoba-Mandel-Haselnuß
Erlesenes Räucherwerk – Aloe Vera
Duftlampen in großer Auswahl

Erhältlich in NATURKOSTLÄDEN und direkt bei
PRIMAVERA · D-8961 Sulzberg · Tel. 08376/704
Groß- und Einzelhandel (Versand)

PRIMAVERA light

Athmospheric Light und Wohnraum-Aromatisierung

Duftleuchten aus Alabaster für schönes und gesundes Wohnen mit ätherischen Ölen.

Die Transparenz der edlen und formschönen Leuchten sorgen durch Duft, Licht und Form für eine wohltuende stimmungsvolle Atmosphäre.

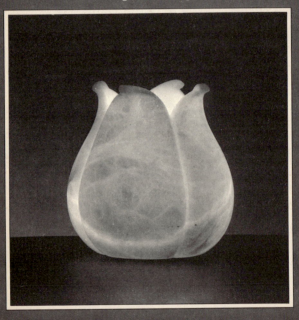

Primavera Light Duftleuchten GmbH
Hinterschwarzenberg 8, D-8967 Oy-Mittelberg
Telefon 08366/1384